S. Thamasett · V. Hombach (Hrsg.) ■ **Mappingverfahren in der Elektrophysiologie**

S. Thamasett · V. Hombach
Herausgeber

Mappingverfahren in der Elektrophysiologie

Ein aktueller Überblick

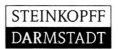

Anschrift der Herausgeber:

Dr. med. S. Thamasett
Prof. Dr. med. V. Hombach
Medizinische Klinik und Poliklinik
der Universität Ulm
Abteilung Innere Medizin II
Robert-Koch-Straße 8
89081 Ulm

Die Deutsche Bibliothek – CIP-Einheitsaufnahme

Mappingverfahren in der Elektrophysiologie : ein aktueller
Überblick / S. Thamasett ; V. Hombach Hrsg. – Darmstadt :
Steinkopff, 2000
  ISBN 3-7985-1186-1

Verlagsredaktion: Beate Rühlemann – Herstellung: Heinz J. Schäfer
Umschlaggestaltung: Erich Kirchner, Heidelberg
Satz: Typoservice, Griesheim
Druck: Betz-Druck, Darmstadt
Gedruckt auf säurefreiem Papier

Vorwort

Neue Möglichkeiten der intrakardialen Mappingverfahren nehmen in jüngster Zeit
in der klinischen Elektrophysiologie immer mehr an Bedeutung zu. Die konventionelle Elektrophysiologie stellt jedoch nach wie vor die Basis sämtlicher Mappingverfahren dar und wird auch weiterhin bei vielen alltäglichen Fragestellungen
zum Einsatz kommen. Ferner ist die konventionelle Elektrophysiologie zum Verständnis der Pathophysiologie der Herzrhythmusstörungen unbedingt notwendig.
Das 1. Ulmer Elektrophysiologie Symposium hatte zum Ziel, die konventionellen
und neuen Mappingverfahren umfassend und ausführlich anhand praktischer Beispiele darzustellen. In dem nun vorliegenden Band sind die einzelnen Herzrhythmusstörungen mit Ihren Mappingtechniken sowie Ablationsverfahren detailliert
erläutert, so daß dieses Buch sicherlich ein gutes Kompendium der derzeitigen konventionellen Elektrophysiologie darstellt. Dieses Buch kann und will aber nicht ein
umfassendes Lehrbuch der Elektrophsyiologie ersetzen, es kann aber in Ergänzung
zu den derzeit verfügbaren Werken gesehen werden. Aus didaktischen Gründen
sind Wiederholungen in den einzelnen Kapiteln bewußt aufgenommen worden, so
daß jedes Kapitel in sich vollständig und geschlossen ist und der interessierte Leser
sich umfassend und rasch informieren kann.

Wir hatten das Glück, für alle dargestellten Themen exzellente und ausgewiesene
Experten zu haben, die ihre Präsentation nun auch schriftlich für dieses Buch zur
Verfügung gestellt haben. Für ihre hervorragende Darstellung der einzelen Kapitel gebührt ihnen unser aufrichtiger Dank. Wir hoffen, daß dieses Buch möglichst
viele Interessierte anspricht und ihnen bei der Lektüre Gewinn und Genuß bringen
möge.

Ulm, im Frühjahr 1999   S. Thamasett
                                                             V. Hombach

Inhaltsverzeichnis

Normwerte intrakardialer Intervalle

Intervall	Normwert [ms]
HRA – LRA	10–40*
A – H	55–130
H – V	35–55
H (Dauer)	15–25
$QTc = \dfrac{\text{gemessene QT-Zeit}}{\sqrt{\text{RR-Intervall [sec]}}}$	< 420–440
Korrigierte Sinusknotenerholungszeit (SNRT)	< 550
Sinuatriale Leitungszeit (SACT)	50–125
Effektive Refraktärzeit des Vorhofes	180–320
Effektive Refraktärzeit des AV-Knotens	230–430
Effektive Refraktärzeit der Kammer	180–290
AV-Knoten Wenckebachpunkt	500–333

* Abhängig von der Lokalisation der Elektrode im HRA
HRA = Signal im hohen rechten Vorhof, LRA = Signal im niedrigen rechten Vorhof, A = Vorhofsignal, H = HIS-Bündelsignal, V = Ventrikelsignal, QTc = korrigierte QT-Zeit

Differentialdiagnose der typischen AV-Knoten-Reentrytachykardie und der orthodromen atrioventrikulären Reentrytachykardie mit akzessorischer Bahn der freien Wand

	AVNRT	oAVRT
AV-Dissoziation während Tachykardie	möglich	nicht möglich
VA-Intervall	zumeist < 60 ms	> 60 ms
atriale Aktivierung	konzentrisch	exzentrisch
Induktion	bei langem AH-Intervall	bei langem AV-Intervall
Effekt Schenkelblock auf Tachykardiezykluslänge	–	+
Versetzen des Atriums während Tachykardie	erst nach retrograder Erregung HIS-Bündel	bei refraktärem HIS-Bündel

AVNRT = typische AV-Knoten-Reentrytachykardie; oAVRT = orthodrome atrioventrikuläre Reentrytachykardie; AV-Dissoziation = Vorhoferregung und Ventrikelerregung erfolgen unabhängig voneinander; VA-Intervall/AV-Intervall = Intervall zwischen Erregung der Vorhöhe und der Ventrikel; AH-Intervall = Intervall zwischen Erregung von Vorhof und HIS-Bündel

Biophysikalische Grundlagen, Ablationsmethoden und Kontrollverfahren

W. Notheis

Klinik und Poliklinik für Innere Medizin II, Universitätsklinikum Regensburg

Geschichtliche Entwicklung der Ablationstherapie in der Behandlung von Herzrhythmusstörungen

Durch einen Zufall wurde die Katheterablation Ende der 70er Jahre von Vedel et al. entdeckt. Während einer elektrophysiologischen Untersuchung mußte der Patient von extern defibrilliert werden, wobei die Elektrode mit einem in HIS-Bündel Position liegenden Katheter in Berührung kam und infolge dessen ein totaler AV-Block auftrat (7). Die Schädigung von arrhythmogenen Substraten durch Gleichstrom (DC) wurde in den darauffolgenden Jahren weiter experimentell untersucht und von Gallagher und Scheinmann erstmals klinisch eingesetzt. DC-Energie wurde u.a. zur Ablation von AV-Knoten, akzessorischen Bahnen und ventrikulärer Tachykardien angewandt. Es wurden dabei zwischen einer endokardial gelegenen Elektrode (Kathode) und einer Hautelektrode (Anode) Schocks mit einer Stärke von 100–400 J über einen Zeitraum von je 2–10 ms abgegeben. Die Läsionsgrößen waren direkt proportional zur Energiemenge. Als Mechanismen der Läsionsbildung spielten dabei mehrere Faktoren eine Rolle:

1. Ausbildung einer Koagulationsnekrose,
2. Membranschädigung durch das elektrische Feld und
3. Barotrauma infolge von Explosionen bei Drucken von mehreren Atmosphären.

Da diese Methode jedoch trotz hoher Erfolgsquoten mit einer nicht akzeptablen Morbidität und Mortalität durch schwerwiegende Komplikationen wie Ventrikelperforation mit Tamponade, kardiogenem Schock, Myokardinfarkt, Koronarsinusruptur, Thrombenbildung und Entstehung lebensbedrohlicher Arrhtyhmien behaftet war, wurde zu Beginn der 80er Jahre nach neuen Energieformen gesucht (7, 14). Mit der experimentellen Untersuchung und klinischen Einführung der Radiofrequenzenergie (RF = Wechselstrom mit Frequenzen zwischen 300 und 750 kHz) zur Katheterablation durch Huang et al. 1987, einer seit mehr als 30 Jahren angewandten Energieform in der Chirurgie (Elektrokautern), Neurochirurgie (stereotaktische Eingriffe) und Urologie (Prostataresektion), waren die Probleme der DC-Ablation weitgehend beseitigt. Sie setzte sich bis heute als das weitest verbreitete Ablationsverfahren durch. Die Schädigung des Myokards beruht hierbei fast ausschließlich auf der thermischen Wirkung des abgegebenen elektrischen Stromes. Die RF-Energie wurde mit sehr großem Erfolg (teilweise bis zu 100 %) beim WPW-Syndrom zur Durchtrennung der akzessorischen Bahn, zur AV-Ablation bei therapierefraktären Vorhofrhythmusstörungen, zur Modifikation des AV-Knotens bei AV-Knoten-Reentry-Tachykardien, zur Ablation von atrialen und ventrikulären Tachykardien sowie zuletzt auch zur Therapie von Vorhofflattern und -flimmern erfolgreich angewandt (14).

Biophysikalische Aspekte der RF-Ablation

Bei der Anwendung der Wechselstromenergie zur Behandlung von Herzrhythmusstörungen spielen folgende physikalische Gesetze und Größen eine wesentliche Rolle:

Ohmsches Gesetz:
Impedanz (Z) = Spannung (U)/Stromstärke (I)
Leistung (P) = U x I

Joulesches Gesetz:
Wärmemenge (Q) = Stromstärke^2 x Gewebswiderstand (R) x Zeitdauer (t)

Stromdichte (J) = Stromstärke / Fläche (A)

Während der RF-Ablation werden heute zur Kontrolle der Energieabgabe die Leistung, die Impedanz (Wechselstromwiderstand) und die Temperatur kontinuierlich berechnet sowie gemessen und als Kurven „online" angezeigt.
    Die wesentliche Determinante des Nekroseausmaßes ist die Temperatur bzw. die Wärmemenge, welche in dem Gewebe bei Abgabe der elektrischen Energie entsteht. Sie bewirkt durch Erhitzung der Myokardzellen deren Desikkation und schließlich eine Koagulationsnekrose (1, 2, 6, 8). Da nun die entstehende Wärmemenge nach dem Jouleschen Gesetz proportional der Stromstärke^2 bzw. der Stromdichte^2 sowie dem Widerstand ist, wird sie mit Erhöhung dieser physikalischen Parameter auch größer. Eine weitere Größe, welche die entstehende Wärmemenge beeinflußt, ist die Fläche bzw. der Querschnitt (A) des elektrischen Leiters (Elektrode), welcher umgekehrt proportional zur Stromdichte ist. Somit entsteht die größte Wärmemenge bzw. Temperatur da, wo der Leiterquerschnitt klein und der Mediumwiderstand hoch ist, nämlich im Bereich der Kontaktstelle des Ablationskatheters mit dem Myokard. Da die Wärmemenge mit der Entfernung von der Elektrode rasch abnimmt, entsteht eine umschriebene, gut abgrenzbare Gewebsläsion (Abb. 1). Im Bereich der Indifferentelektrode (Hautelektrode) ist somit nur mit sehr niedriger, nicht relevanter Wärmeentstehung zu rechnen. Auch der Wechselstromwiderstand, die Impedanz, beeinflußt die Leistung und damit die Temperaturentstehung im Myokard. Hohe Impedanzwerte, wie z.B. bei fehlendem Wandkontakt, reduzieren die effektive Leistung, welche zu einer Gewebsschädigung führen soll.
    Die oben aufgelisteten Zusammenhänge sind hier etwas vereinfacht dargestellt. Bei exakter Erörterung der physikalischen Zusammenhänge spielen weitere Einflußgrößen (z.B. frequenzabhängiger Widerstand, Phasenwinkel zwischen Strom und Spannung, Blindleistung) eine entscheidende Rolle bei der Enstehung einer Gewebsläsion (1, 2, 5, 6, 8, 11).

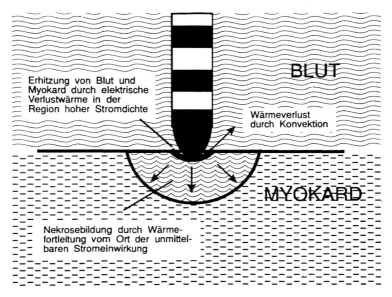

Abb. 1. Schematische Darstellung der Radiofrequenzenergieabgabe und deren Auswirkung auf das angrenzende Myokard. Erwärmung durch unmittelbare Stromeinwirkung findet nur in einem schmalen Bereich des der Elektrodenspitze anliegenden Gewebes statt. Der größere Anteil der Nekrosebildung entsteht durch Wärmefortleitung von dieser Zone; mit freundlicher Genehmigung aus (7)

Kontrollverfahren der RF-Ablation

Mit der klinischen Einführung der RF-Ablation zur Behandlung von Herzrhythmusstörungen 1987 stand zunächst nur die Leistungssteuerung während der Energieabgabe zur Verfügung. Hierbei wurde eine Leistungsstufe zwischen 5 Watt und 50 Watt vorgewählt, die durch den RF-Generator konstant gehalten wurde. Neben der Leistung wurden die Impedanz und die Dauer der Energieabgabe kontinuierlich registriert. Eine Temperaturmessung fand nicht statt. Die Effizienz der leistungsgesteuerten Ablation ließ sich ausschließlich anhand elektrokardiographischer Kriterien beurteilen. Einen wesentlichen Vorteil gegenüber der Gleichstromablation war allerdings die bessere Dosierbarkeit der Energieabgabe und damit eine erhebliche Reduktion der Komplikationen. Hauptnachteil der *leitungsgesteuerten RF-Ablation* war aufgrund der fehlenden Temperaturregistrierung das Auftreten von zu hohen Temperaturen (> 100 °C) mit dem Risiko der Karbonisierung der Ablationselektrode. Dies war mit einem gleichzeitig rapiden Impedanzanstieg verbunden. Bei nun fortgesetzter Energieabgabe konnte es schließlich zu Gasbildung und zu Explosionen infolge von Funkenschlag kommen, was häufig zu schwerwiegenden Komplikationen wie Thrombenbildung und Perforation als auch zum Defekt des Katheters führen konnte (Abb. 2).

Desweiteren fehlte bei der leistungsgesteuerten Ablation die Kontrolle über den Wandkontakt der Ablationselektrode und somit über die Effizienz der Energie-

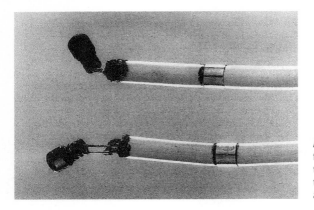

Abb 2. Vergrößerung zweier modifizierter 7F Cordis-Katheter mit Isolationsdefekten nach Energieabgaben trotz Impedanz- und Temperaturanstieg (> 240 °C) (1)

abgabe (6, 7). Experimentelle Arbeiten von Hindricks et al. haben unter standardisierten Bedingungen in vitro zwar eine positive Korrelation zwischen Energie und Läsionsgröße gezeigt; dies konnte jedoch in vivo nicht nachvollzogen werden (1, 6, 21) (Abb. 3).

Somit rückte die *temperaturgesteuerte RF-Ablation* bei der interventionellen Behandlung von Herzrhythmusstörungen in den letzten Jahren zunehmend in den Vordergrund. Hierbei wird eine vorgegebene Temperatur durch den Generator mittels unterschiedlicher Leistungsabgaben konstant gehalten. Es ist nun möglich, den Wandkontakt und das Nekroseausmaß zu kontrollieren. Wiederum waren es Hindricks et al., die durch ihre experimentellen Untersuchungen eine positive Korrelation von Temperaturanstieg und Läsionsgröße belegen konnten (6) (Abb. 4).

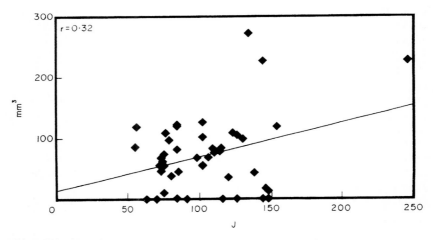

Abb. 3. Fehlende Korrelation zwischen Energie (Joule) und Läsionsvolumen (m³) (1)

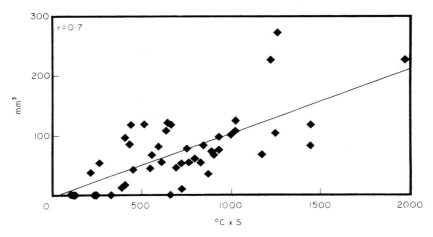

Abb. 4. Positive Korrelation zwischen dem Temperaturintegral (°C x s) und dem Läsionsvolumen (m³) (1)

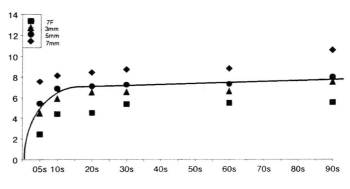

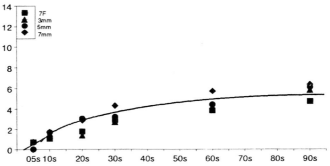

Abb. 5. Zunahme der Läsionsdurch- messer (oben) und der Läsionstiefen (unten) in Abhän- gigkeit von der Applikationsdauer und der Elektroden- größe (1)

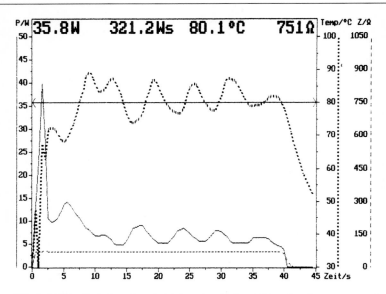

Abb. 6. Zeitlicher Verlauf von Energie (–), Impedanz (...) und Elektrodenspitzentemperatur (- - -) während einer temperaturgesteuerten Radiofrequenzenergieablation mit stabiler Elektrodenlage. Bei Beginn der Energieapplikation zeigt sich ein rapider Abstieg der Leistung und der Temperatur. Mit Erreichen der vorgewählten Temperatur von 80 °C wird die Leistung automatisch heruntergeregelt auf 5–10 W, um die Temperatur zu halten und eine Überhitzung zu vermeiden; mit freundlicher Genehmigung aus (6)

Diese thermische Gewebsschädigung tritt bei Temperaturen von > 49 °C auf, wobei die gemessenen Temperaturen der durch den elektrischen Strom erzeugten Gewebserhitzung, welche auf die Katheterspitze übertragen wird, entsprechen und somit Rückschlüsse auf die Effizienz der Methode zulassen (4). Es zeigte sich, daß Temperaturen von 70–90 °C optimal zur Erzeugung eines Ablationserfolges sind (6, 18, 20). Das Ausmaß der Gewebsschädigung hängt desweiteren neben der Temperatur im wesentlichen von der Elektrodengröße und der Dauer der Energieabgabe ab, wie in Abb. 5 graphisch dargestellt ist (1, 3, 4, 6, 7, 12). Es ist gleichzeitig zu erkennen, daß ca. 50 % der Läsionslänge bereits innerhalb der ersten 10 s und ca. 50 % der Läsionstiefe nach etwa 30 s erreicht sind.

Für die Dauer der RF-Applikation werden mindestens 5 s und je nach Zielgewebe und Katheterstabilität bis zu 60 (–90) Sekunden empfohlen. Die daraus resultierenden Nekroseausmaße betragen für die Länge ca. 10–15 mm, für die Breite ca. 5 mm und für die Tiefe ca. 5–10 mm (6). Wie bereits erwähnt, kann durch die temperaturgesteuerte RF-Ablation auch der Wandkontakt des Katheters kontrolliert werden. In Abb. 6 und 7 sind typische Temperatur-Leistung-Impedanz-Kurven während einer Ablation mit gutem (Abb. 6) und mit schlechtem (Abb. 7) Wandkontakt dargestellt. Man erkennt bei optimalem Kontakt das rasche Erreichen der vorgewählten Temperatur mit gleichzeitiger Reduktion der Leistung im Gegensatz zu unzureichendem Katheter-Gewebe-Kontakt, wo die vorgewählte Temperatur zu keinem Zeitpunkt erreicht wird und die Leistung kontinuierlich ansteigt.

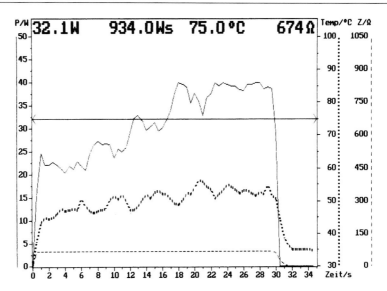

Abb. 7. Zeitlicher Verlauf von Energie (–), Impedanz (…) und Elektrodenspitzentemperatur (- - -) während einer temperaturgesteuerten Radiofrequenzenergieablation ohne stabile Elektrodenlage. Wegen dem unzureichenden Gewebekontakt wird die vorgewählte Temperatur von 75 °C nicht erreicht, obwohl ein signifikanter Anstieg der Leistung zu erkennen ist; mit freundlicher Genehmigung aus (6)

Eine weitere, wenngleich weniger verbreitete Art der RF-Applikations-Kontrolle, ist die von Hoffmann beschriebene Steuerung durch die Impedanz. Hierbei wird vor jeder Energieabgabe die sog. Präablationsimpedanz durch Abgabe einer geringen Strommenge (2 µA bei 50 kHz) gemessen („leistungslose Impedanzmessung"). Werden Werte > 130 Ohm registriert, muß von einem erhöhten Risiko eines Impedanzanstieges während der Ablation ausgegangen werden. Um dies zu vermeiden, wird die vorgewählte Leistung oder der Katheterandruck am Myokard verringert. Auch das Ausmaß des während der Energieabgabe zu beobachtenden Impedanzabfalles gilt hierbei als weiteres Kriterium zur Ablationssteuerung. Die Ablation wird mit geringer Energiestufe (5 Watt) begonnen und der Impedanzverlauf kontinuierlich beobachtet. Bei Abfällen von > 15 Ohm bzw. Impedanzen unter 90 Ohm wurde ein deutlich erhöhtes Risiko eines Impedanzanstieges während der weiteren RF-Applikation beobachtet, so daß von einer Fortsetzung der Energieabgabe abgesehen wird (9). Falls dies jedoch nicht auftritt, wird die Leistung in 5 Watt-Schritten ca. alle 5 s bis zu einer maximalen Energiestufe (in der Regel 30 Watt) gesteigert. Somit handelt es sich bei dieser Art des Kontrollverfahrens um eine *„impedanzgesteuerte Leistungstitration"* (persönliche Mitteilung von E. Hoffmann), welche das Auftreten von Impedanzanstiegen und den damit verbundenen Komplikationen verhindern soll.

Experimentelle Ablationsverfahren

Bei der Suche nach alternativen Ablationsmethoden vor allem zur Reduktion ineffektiver und damit unnötiger Energieapplikationen bzw. zur Verbesserung der Ablationsergebnisse, insbesondere bei der Behandlung von ventrikulären Rhythmusstörungen, wurden die Laser-, Ultraschall- oder Mikrowellenablation sowie die transvenöse chemische Ablation mit Alkohol oder die Katheterkryoablation tierexperimentell oder in vitro eingesetzt (13, 15, 16, 17, 19, 22). Bis heute ist es jedoch keinem der aufgeführten Verfahren gelungen, Einzug in die interventionelle Behandlung von Herzrhythmusstörungen zu halten und die temperaturgesteuerte RF-Ablation zu verdrängen oder zu ergänzen. Die Ergebnisse weiterer Untersuchungen müssen zur Beurteilung der klinischen Wertigkeit dieser Methoden abgewartet werden.

Literatur

1. Borggrefe M (1994) Katheterablation tachykarder Herzrhythmusstörungen mittels Hochfrequenzstrom. Steinkopff, Darmstadt, S 38–57
2. Cosman ER, Rittman WJ (1995) Physical aspects of radiofrequency energy applications. In: Huang SKS (ed) Radiofrequency catheter ablation of cardiac arrhythmias. Futura, New York, pp 13–24
3. Haines DE (1993) The biophysics of radiofrequency catheter ablation in the heart: The importance of temperature monitoring. PACE 16 Part II: 586–591
4. Haines DE, Watson DD (1989) Tissue heating during radiofrequency catheter ablation: A thermodynamic model and observations in isolated perfused and superfused canine right ventricular free wall. PACE 12: 962–976
5. Haverkamp W, Hindricks G, Gulker H, Rissel U, Pfennings W, Borggrefe M, Breithardt G (1989) Coagulation of ventricular myocardium using radiofrequency alternating current: Biophysical aspects and experimental findings. PACE 12, Part II: 187–195
6. Hindricks G, Haverkamp W (1995) Determinants of radiofrequency-induced lesion size: What are the important parameters to monitor during energy application. In: Huang SKS (ed) Radiofrequency catheter ablation of cardiac arrhythmias. Futura, New York, pp 97–121
7. Hofmann E, Steinbeck G (1996) Katheterablation supraventrikulärer Tachykardien. Springer, Berlin, Heidelberg, New York, S 1–18
8. Hofmann E, Steinbeck G (1996) Katheterablation supraventrikulärer Tachykardien. Springer, Berlin, Heidelberg, New York, S 19–36
9. Hofmann E, Steinbeck G (1996) Katheterablation supraventrikulärer Tachykardien. Springer, Berlin, Heidelberg, New York, S 75–79
10. Huang SKS, Cosman ER (1995) Historical aspects of radiofrequency energy applications. In: Huang SKS (ed) Radiofrequency catheter ablation of cardiac arrhythmias. Futura, New York, pp 3–11
11. Kottkamp H, Hindricks G, Haverkamp W, Krater L, Borggrefe M, Böcker D, Gülker H, Breithardt G (1992) Biophysikalische Aspekte der Hochfrequenz-Katheterablation. Z Kardiol 81: 145–151
12. Langberg JJ, Calkins H, El-Atassi R, Borganelli M, Leon A, Kalbfleisch SJ, Morady F (1992) Temperature monitoring during radiofrequency catheter ablation of accessory pathways. Circulation 86: 1469–1474
13. Liem LB, Mead RH, Shenasa M, Chun S, Hayase M, Kernoff R (1998) Microwave catheter ablation using a clinical prototype system with a lateral firing antenna design. PACE 21, Part I: 714–721

14. Pires LA, Huang SKS (1995) Comparison of radiofrequency versus direct current catheter ablation. In: Huang SKS (ed) Radiofrequency catheter ablation of cardiac arrhythmias. Futura, New York, pp 123–140
15. Pires LA, Huang SKS, Lin JC, Mazzola F, Wagshal AB, Cuenoud HF, Wang Y-J (1994) Comparison of radiofrequency (RF) versus microwave (MW) energy catheter ablation of bovine ventricular myocardium. PACE 17, Part II: 165 (abstract)
16. Rodriguez L-M, Leunissen J, Hoekstra A, Korteling B-J, Timmermans C, Vos M, Daemen M, Wellens HJJ (1998) Transvenous cold mapping and cryoablation of the AV Node in dogs: Observation of chronic lesions and comparison to those obtained using radiofrequency ablation. J Cardiovasc Electrophysiol 9: 1055–1061
17. Ruder M, Mead RH, Baron K, Radin M, Higgins S (1994) Microwave ablation: In vivo data. PACE 17, Part II: 164 (abstract)
18. Schlüter M, Kuck K-H (1996) Temperature-controlled radiofrequency current ablation – what temperature? Eur Heart J 17: 327–329
19. Whayne JG, Nath S, Haines DE (1994) Microwave catheter ablation of myocardium in vitro: Assessment of characteristics of tissue heating and injury. Circulation 89: 2390–2395
20. Willems S, Chen X, Kottkamp H, Hindricks G, Haverkamp W, Rotman B, Shenasa M, Breithardt G, Borggrefe M (1996) Temperature-controlled radiofrequency catheter ablation of manifest accessory pathways. Eur Heart J 17: 445–452
21. Wittkampf FHM, Richard NW, Hauer, Etienne O, Robles de Medina (1989) Control of radiofrequency lesion size by power regulation. Circulation 80: 962–968
22. Wright KN, Morley T, Bicknell J, Bishop SP, Walcott GP, Kay GN (1998) Retrograde coronary venous infusion of ethanol for ablation of canine ventricular myocadium. J Cardiovasc Electrophysiol 9: 976–984

Anschrift des Verfassers:
Dr. med. Walter Notheis
Klinik und Poliklinik für Innere Medizin II
Universitätsklinikum Regensburg
Franz-Josef-Strauß-Allee 11
93053 Regensburg

Röntgenanatomie in der Elektrophysiologie

M. Kochs

Innere Medizin II, Medizinische Klinik und Poliklinik der Universität Ulm

Einleitung

Nachfolgend sind die Grundlagen der Röntgenanatomie für die wichtigsten Positionen der Elektrophysiologiekatheter im Rahmen elektrophysiologischer Untersuchungen sowie der Katheterablation im Bereich der AV-Knotenregion sowie akzessorischer Bahnen bei Wolff-Parkinson-White-Syndrom (WPW) dargestellt. Dieser Artikel wendet sich nicht an erfahrene Elektrophysiologen, sondern primär an interessierte Ärzte, die sich über diese hochspezialisierte kardiologische Diagnostik und Therapie informieren, und an solche, die in die invasive Elektrophysiologie einsteigen wollen und soll einen Beitrag dazu leisten, die Arbeit des invasiv tätigen Elektrophysiologen auch dem Nichtfachmann verständlich zu machen. Dem Thema entsprechend werden in diesem Beitrag ausschließlich Bilder präsentiert, der Text dient der Erläuterung der Abbildungen. Diese sind in Form von Standbildern von Originaldurchleuchtungssituationen, die zur Dokumentation im Rahmen elektrophysiologischer Untersuchungen angefertigt wurden, abgebildet, in die zur räumlichen Orientierung anatomische und gegebenenfalls auch elektrophysiologisch wichtige Strukturen eingezeichnet wurden.

Elektrophysiologische Diagnostik

Die Positionierung der Sonden in der Elektrophysiologie geschieht gegenwärtig unter Durchleuchtungskontrolle in der Regel auf Röntgenanlagen, die in der Kardiologie eingesetzt werden. Diese ermöglichen bei relativ kleinem Bildausschnitt, der gerade eben die äußeren Konturen des Herzens erfaßt, die freie Rotation um 180° um die Längsachse des Patienten sowie eine kraniale und kaudale Angulierung der Durchleuchtungseinheit um jeweils ca. 50° bis maximal 60°. In unserer Abteilung erfolgt die Durchleuchtung vorwiegend in frontaler Projektion (dorsoventraler Strahlengang) sowie jeweils ohne kraniokaudale Angulierung in der 30° rechtsschrägen Projektion (RAO, right anterior oblique) und der 60° linksschrägen Projektion (LAO, left anterior oblique), wie sie z.B. bei der Lävokardiographie typischerweise zur Anwendung kommen. Bei speziellen Situationen, z.B. transeptaler Sondierung des Septum interatriale, kommen auch andere Projektionen zur Anwendung.

Bei der Positionierung der Elektroden orientiert sich der Untersucher an den äußeren Konturen des Herzens, an Strukturen, die dem Katheter einen Widerstand entgegensetzen, an der elektrokardiographischen Reaktion des Herzens auf die

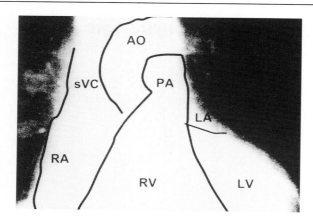

Abb. 1. Herzsilhouette und Lage der Herzhöhlen in frontaler Projektion (Abkürzungen s. Text)

taktilen Reize der Sonde (Extrasystolen mit schmalem Kammerkomplex in den Vorhöfen; Extrasystolen mit breitem Kammerkomplex in den Ventrikeln; keine taktile Induktion ektoper Erregungen in den Gefäßen Venae cavae, Pulmonalarterie, Koronarsinus) sowie letzlich an den intrakardialen elektrischen Signalen von den Elektroden in der Nähe der Katheterspitze. Die Orientierung anhand des zweidimensionalen Durchleuchtungsbildes setzt eine präzise räumliche Vorstellung der intrakardialen Strukturen und Hohlräume voraus.

Abbildung 1 stellt die Projektion der Herzhöhlen sowie der großen herznahen Gefäße im frontalen Strahlengang dar. Rechtsseitig randbildend sind die Vena cava superior (sVC) und die Lateralwand des rechten Atriums (RA), linksseitig von kranial nach kaudal der Aortenknopf (AO), der Stamm bzw. der Abgangsbereich der linken Pulmonalarterie (PA), der linke Vorhof (LA) mit seinem Herzohr sowie die Lateralwand des linken Ventrikels (LV). Bei normaler Größe ist der rechte Ventrikel (RV) in dieser Projektion nicht konturbildend.

Abbildung 2 beinhaltet ergänzend die Projektion der Klappenringe, speziell der AV-Klappen in frontaler Projektion. Zusätzlich ist der Atrioventrikularsulcus

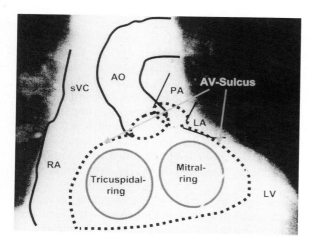

Abb. 2. Herzsilhouette in frontaler Projektion: AV-Klappenebene und Sulcus interventrikularis

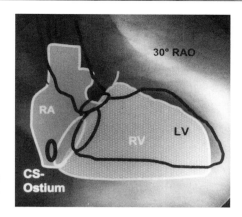

Abb. 3. Projektion der Ventrikel, der AV-Klappen, des rechten Vorhofs, der Aorta sowie des Koronarsinusostiums im 30° LAO-Strahlengang

(AV-Sulcus) als gepunktete Linie eingezeichnet. Dieser beherbergt rechtsseitig die proximalen Abschnitte der rechten Koronararterie, linksseitig den Hauptast des Ramus circumflexus der linken Koronararterie sowie im posterioren Abschnitt den Sinus coronarius, d.h. den Endast des venösen Drainagesystems des Herzens. Zusätzlich sind der Ring von Aorten- und Pulmonalklappe dargestellt.

Abbildung 3 demonstriert schematisch die Strukturen des Herzens in der 30° RAO-Projektion. Rechter (helle Kontur) und linker Ventrikel (schwarze Kontur) überlagern sich weitgehend in dieser Aufnahmeposition, ebenso der Ring von Mitral- (schwarz) und Tricuspidalklappe (weiß). Zusätzlich eingezeichnet das Ostium des Koronarsinus (CS-Ostium) in Nähe der Trikuspidalklappe.

Abbildung 4 veranschaulicht die 60° LAO-Projektion. In dieser Ebene betrachtet man das Herz praktisch von der Spitze in Richtung Herzbasis. Der Ring der AV-Klappen (TK: Trikuspidalklappe, MK: Mitralklappe) ist annähernd orthogonal getroffen, die Ventrikel stellen sich stark verkürzt, getrennt durch das Septum interventrikulare, das in etwa orthogonal auf der Ebene steht, dar. Schraffiert ist das Hauptgefäß des Sinus coronarius angedeutet, der an der dorsalen Zirkumferenz der

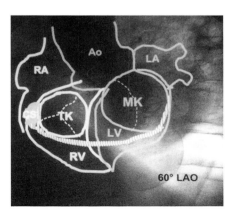

Abb. 4. Lage der Herzhöhlen, der AV-Klappen sowie des Sinus coronarius in 60° LAO-Projektion

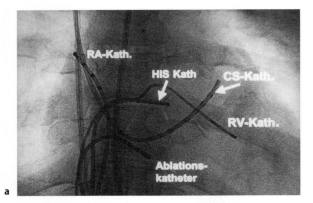

a

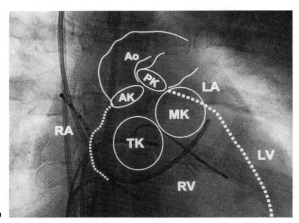

b

Abb. 5. Instrumentierung zur elektrophysiologischen Diagnostik im frontalen Strahlengang. **a** Natives Röntgenbild. **b** Beziehung zur Herzbasis, zum Sulcus interventricularis anterior sowie zum rechtsseitigen Sulcus atrioventricularis

AV-Klappen verläuft und in das Koronarsinusostium (CS) neben der Trikuspidalklappe in den rechten Vorhof drainiert.

Die Abbildungen 5a und 5b demonstrieren im frontalen Strahlengang die typische Position der Elektrophysiologiekatheter, die bei einer kompletten Diagnostik Verwendung finden. Abbildung 5a entspricht dem nativen Röntgenbild, in Abbildung 5b sind in Anlehnung an Abbildung 2 die Herzhöhlen und die Ringstrukturen der Herzklappen markiert. Die punktierte Linie auf der rechten Bildhälfte markiert den Sulcus interventricularis anterior, die Trennlinie zwischen rechtem und linkem Ventrikel, die punktierte Linie rechts unterhalb der Aortenklappe (Ao) deutet den rechtsseitigen AV-Sulcus an (vgl. Abb. 2).

Katheterpositionen (Abb. 5a und 5b): Im Rahmen der elektrophysiologischen Diagnostik werden in der Abteilung standardmäßig vier Elektrodenkatheter plaziert. Jeweils eine Sonde zur Ableitung der Potentiale aus dem rechten Vorhof (RA), der His-Bündelregion sowie des rechten Ventrikels (RV) wird über die Vena femoralis und Vena cava inferior im rechten Herzen positioniert. Die Sondierung des Sinus coronarius (CS) erfolgt zwecks leichterer Erreichbarkeit zweckmäßig über eine linksseitige Armvene oder die Vena subclavia sinistra.

- Zur Ableitung der intrakardialen Potentiale sinusknotennah wird eine Elektrode (in der Abbildung tetrapolar) im hohen rechten Vorhof (RA) im Bereich der Lateralwand oder im rechten Herzohr plaziert (RA-Katheter).
- Eine weitere Elektrode, in diesem Fall hexapolar zur Ableitung des His-Bündel-potentials, liegt am kranialen Abschnitt des Trikuspidalrings, angestemmt an der Grenze zwischen rechtem Vorhof und rechtem Ventrikel (HIS-Katheter).
- Die dritte Elektrode ist apexnah im rechten Ventrikel positioniert (bipolare Elektrode, RV-Katheter).
- Die vierte Elektrode, in vorliegender Situation achtpolig, ist von kranial über die Vena cava superior in den Koronarsinus vorgeschoben und umfährt hier von dorsal den Atrioventrikularsulcus respektive die AV-Klappen. Die Abbildung zeigt weiterhin einen vierpoligen Ablationskatheter, der nicht definitiv plaziert ist.

Abbildung 6a und 6b: Speziell zur Lokalisationsdiagnostik akzessorischer Leitungsbahnen bei WPW-Syndrom ist die Potentialableitung aus dem Koronarsinus erforderlich. Wie aufgeführt liegt der Koronarsinus im dorsalen AV-Sulcus und mündet neben der Trikuspidalklappe in den rechten Vorhof. Abbildung 6a zeigt eine Angiographie des Koronarsinus in linksschräger Projektion, Abbildung 6b die entsprechende Projektion mit den Elektroden ohne Anfärbung des Koronarsinus. Die Angiographie erfolgte über einen von der Femoralvene vorgeführten links-koronaren Amplatz-BII-Katheter mittels Handinjektion. Dargestellt sind neben dem Koronarsinusostium (CS-Ostium) die Vena cordis media mit Verlauf im Sulcus interventricularis anterior mit Drainage des Versorgungsgebietes des Ramus interventrikularis anterior der linken Koronararterie, den Venae posteriores ven-

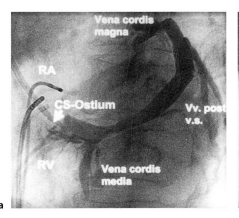
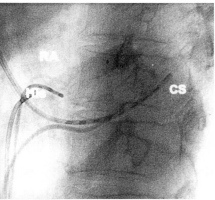

Abb. 6. a Angiographie des Sinus coronarius im frontalen Strahlengang. **b** Position des Koronarsinuskatheters: Identische Projektion wie in Abb. 6a

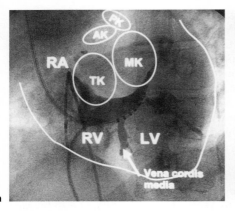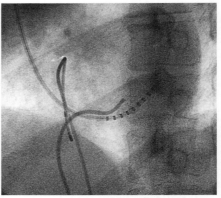

a   b

Abb. 7. a Angiographie des Sinus coronarius in 60° LAO-Projektion: Beziehung zu den AV- und Semilunarklappen sowie zu den Herzhöhlen. **b** Koronarsinuskatheter in 60° LAO-Projektion: Identischer Strahlengang und Katheterpositionen wie in Abbildung 7a

triculi sinistri, die die Endäste des Posterolateralsystems des Ramus circumflexus der linken Koronararterie venös abführen sowie die Vena cordis magna als direkte Fortsetzung des Koronarsinus im AV-Sulcus (RA: rechter Vorhof, RV: rechter Ventrikel, His: Katheter zur Ableitung des His-Bündel-Potentials).

Die Abbildung 7a und 7b veranschaulichen die Position des Koronarsinuskatheters in linksschräger Projektion und die Beziehung zu den AV-Klappen. In dieser Projektion (Abb. 7a) ist die dorsale Umspannung des AV-Sulcus mit dem

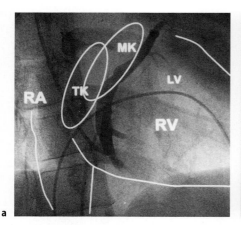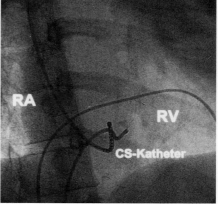

a   b

Abb. 8. a Angiographie des Sinus coronarius in 30° RAO-Projektion: Beziehung zu den AV-Klappen sowie den Herzkammern. **b** Koronarsinuskatheter in 30° RAO-Projektion: Identischer Strahlengang und Katheterposition wie in Abbildung 8a

Mitral- und Trikuspidalring durch den Koronarsinus (CS) und die Lage der Vena cordis media in der Trennfurche zwischen rechtem (RV) und linkem (LV) Ventrikel gut erkennbar. Kranial ist die Lage der Semilunarklappen schematisch dargestellt (AK: Aortenklappe, PK: Pulmonalklappe). Neben dem multipolaren CS-Katheter zeigt Abbildung 7b den von inferior vorgeführten Angiographiekatheter (Amplatz-BII-Koronarkatheter) im Koronarsinus neben der Multielektrodensonde. Daneben rechtsseitig ist eine bipolare Sonde im rechtsventrikulären Apex (RV) plaziert.

Die Abbildungen 8a und 8b zeigen die in den Abbildungen 7a und 7b dargestellten Strukturen in der rechtsschrägen Projektion (30° RAO) und den Verlauf des Koronarsinus unterhalb der Atrioventrikularklappen. Zusätzlich erkennbar ist der Amplatz-Angiographiekatheter und die rechtsventrikuläre Elektrode.

AV-Knotenregion, Ablation bei AV-Knotenreentrytachykardie

Abbildung 9a und 9b demonstrieren die Katheterposition in der 30° rechtsschrägen Position und deren Beziehung zur AV-Knotenregion, zum His-Tawara-System sowie zum Trikuspidalring. Die Strukturen des AV-Knotens sowie das His-Bündel befinden sich am oberen Rand des Trikuspidalrings, das Koronarsinusostium kaudal und medial in Nähe des septalen Trikuspidalsegels. In Abbildung 9a ist die AV-Junktion (AV-Kn.), das His-Bündel (His), der Abgang des linken (LS) und der Verlauf des rechten (RS) Tawara-Schenkels schematisch eingezeichnet sowie schraffiert die Region der langsamen Bahn (TK: Trikuspidalklappe, AV-Kn.: Atrioventrikularknoten, His: His-Bündel bzw. His-Katheter, CS: Koronarsinuskatheter, RA: rechter Vorhof, RV: rechter Ventrikel mit hier in Apexnähe plazierter Elektrode).

Abbildung 9c stellt die in den Abbildungen 9a und 9b dargestellten Strukturen vergrößert bei der Ablation der langsamen Bahn bei einem Patienten mit AV-Knoten-Reentrytachykardie sowie die Beziehung der Elektroden zur Trikuspidalklappe

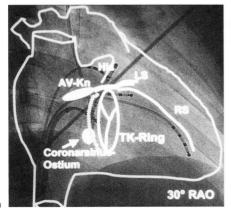
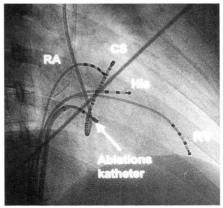

9a

9b

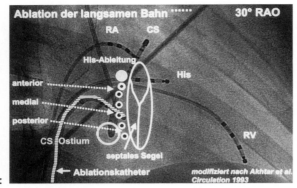

9c

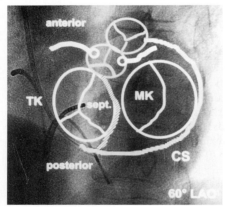

9d

Abb. 9. a AV-Knotenregion in 30° RAO-Projektion: Beziehung zum spezifischen Reizleitungssystem des Herzens, zur Trikuspidalklappe sowie zum Koronarsinusostium. **b** Positionierung der Elektrophysiologiekatheter in 30° RAO-Projektion bei Ablation der langsamen AV-Bahn. **c** AV-Knotenregion: Lage der langsamen Bahn und räumliche Beziehung zum His-Bündelpotential, zur Trikuspidalklappe sowie zum Ostium des Koronarsinus. Identische Katheterlage wie in Abbildung 9a und 9b. **d** Lage der langsamen AV-Bahn in 60° LAO-Projektion: Räumliche Beziehung zur Klappenebene sowie zum Koronarsinus.

dar, modifiziert nach (1). Am Oberrand der Trikuspidalklappe befindet sich der Ort der Ableitung des His-Potentials (Geschlossener Kreis). An der medialen Zirkumferenz des Trikuspidalklappenrings respektive des septalen Trikuspidalsegels verlaufen die Fasern der sogenannten langsamen Bahn des AV-Knotens (offene Kreise) mit anterioren, medialen und posterioren Anteilen. Mediokaudal befindet sich das Koronarsinusostium (CS-Ostium, großer offener Kreis). Die Strukturen der schnellen Bahn des AV-Knotens sind in der Abbildung linksseitig vom oberen Pol des Trikuspidalrings lokalisiert (nicht markiert). In vorliegender Situation befindet sich die Spitze des Hochfrequenz-Ablationskatheters (schraffiert) im Bereich der medialen Fasern der langsamen Bahn.

Abbildung 9d demonstriert zur besseren räumlichen Vorstellung die Lage der langsamen Bahn in der 60° LAO-Projektion (schrägschraffiertes Areal parallel zum septalen Trikuspidalsegel (sept.: septales Segel der Tikuspidalklappe, TK: Trikuspidalklappe, MK: Mitralklappe, CS: Koronarsinus, horizontalschraffiert). Oberhalb des Trikuspidal- und Mitralklappenrings liegt die Aortenklappe mit Abgang der rechten und linken Koronararterie, weiter kranial die Pulmonalklappe (jeweils nicht bezeichnet).

Akzessorische Bahnen bei WPW-Syndrom

Abbildung 10 führt schematisch die möglichen Lokalisationen akzessorischer Bahnen bei WPW-Syndrom auf, modifiziert nach (2). Unterschieden wird zwischen rechts- und linksseitigen Bahnen mit den Positionen anterior, lateral und posterior. In der Abbildung schwarz gekennzeichnet ist die Region septaler Bahnen mit Markierung der Lage des His-Bündels und der Beziehung zu den Semilunar- und Atrioventrikularklappen. Schraffiert posterior der AV-Klappen der Verlauf des Koronarsinus (TK: Trikuspidalklappe, MK: Mitralklappe, AK: Aortenklappe, PK: Pulmonalklappe).

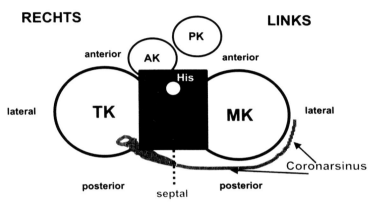

Abb. 10. Lokalisation akzessorischer Bahnen bei WPW-Syndrom

Abbildung 11 zeigt einen sehr weit in den Koronarsinus respektive die Vena cordis magna vorgeführten multipolaren Elektrodenkatheters in 60° linksschräger Projektion mit der dazugehörigen anatomischen Bezeichnung der jeweiligen Region bzw. Lokalisation der akzessorischen Bahn (TK und MK: Trikuspidal- und Mitralklappenring). Zusätzlich ist eine Sonde im hohen rechten Vorhof (RA) und in der Spitze des rechten Ventrikels (RV) abgebildet.

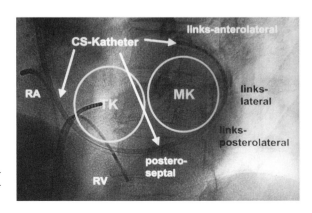

Abb. 11. Elektrode im Sinus coronarius und Lage akzessorischer linksseitiger Bahnen: 60° LAO-Projektion

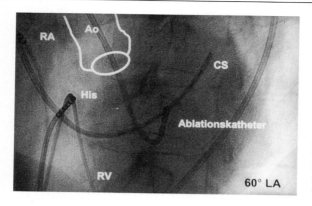

Abb. 12. Katheterposition bei Ablation einer links-posterolateralen Bahn bei WPW-Syndrom in 60° LAO-Projektion: Retrograder Zugang des Ablationskatheters über die Aortenklappe

In Abbildung 12 sind die Katheterpositionen bei Ablation einer links-posterolateralen Bahn bei WPW-Syndrom in 60° LAO-Projektion dargestellt. Durch die Aortenklappe ist der Ablationkatheter retrograd an den Mitralklappenring geführt. Die Katheterspitze befindet sich ventrikelseitig exakt gegenüber denjenigen Elektroden des multipolaren Koronarsinuskatheters, über die aufgrund elektrophysiologischer Signalanalyse die akzessorische Bahn lokalisiert wurde (RA: Sonde in hohen rechten Vorhof, RV: Sonde in der Spitzenregion des rechten Ventrikels, His: Katheter zur Ableitung des His-Bündel-Potentials. Ao: Aorta ascendens, am linken Bildrand EKG-Kabel).

Abbildung 13 zeigt in Analogie zur Abbildung 12 die Positionierung eines Ablationskatheters im proximalen Koronarsinus zur Ablation einer rechtsseitigen septalen Bahn. In diesem Fall ist der Ablationskatheter transfemoral über die Vena cava inferior und den rechten Vorhof in den Trikuspidalring vorgeführt. Die Energieabgabe erfolgt über die schaftnahe Elektrode des Ablationskatheters gegenüber den proximalen Elektroden des CS-Katheters (Erläuterungen wie in Abbildung 12).

Bei linksseitigen akzessorischen Bahnen stellt der Zugang des Ablationskatheters über das Vorhofseptum eine Alternative zur retrograden Sondierung über die

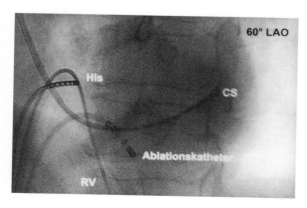

Abb. 13. Ablation einer rechtsseitigen septalen Bahn mit Lage des Ablationskatheters im proximalen Koronarsinus: 60° LAO-Projektion

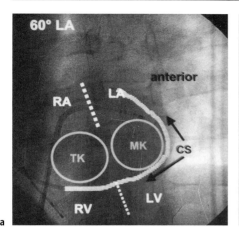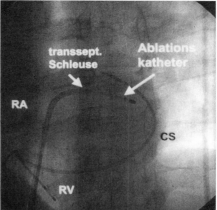

Abb. 14. a Ablationskatheter im linken Vorhof nach transseptaler Punktion der Vorhofscheidewand: 60° LAO-Projektion. **b** Katheterposition im nativen Röntgenbild bei Ablation einer anterolateralen Bahn: Identische Projektion und Elektrodenposition wie in Abbildung 14a

Aortenklappe und den linken Ventrikel dar. Dieser Zugang wird in der Abteilung gewählt, wenn die Ablation über den retrograden arteriellen Zugang nicht gelingt. Andere Zentren benutzen diese Passage standardmäßig zur Ablation linksseitiger akzessorischer Bahnen. Dieses Verfahren ist bei größerer Invasivität mit einer in der Hand des Erfahrenen gering erhöhten Komplikationsrate (Perikardtamponade, Punktion der Aorta) verbunden, ermöglicht jedoch vielfach einen direkten Zugang zum Ablationsziel mit oft deutlich reduzierter Interventionsdauer. Die Punktion des Vorhofseptums, bevorzugt im Bereich der Fossa ovalis, erfolgt in Standardtechnik über die Vena femoralis. Nach Plazierung eines Führungsdrahtes über das Septum wird eine Schleuse im linken Vorhof plaziert, über die dann steuerbare Ablationskatheter in den Bereich des Mitralklappenrings antegrad vorgeschoben werden können.

Die Abbildungen 14a und 14b zeigen die Lage der transseptalen Schleuse und des Ablationskatheters in Beziehung zum Koronarsinus in 60° LAO-Projektion. In Abb. 14a sind das Vorhof- und Kammerseptum als punktierte Linie markiert, ebenso der Trikuspidal- (TK) und Mitralklappenring (MK), der Verlauf des Koronarsinus ist als schraffierte Linie abgebildet. Abb. 14b zeigt in identischer Projektion die Lage der transseptalen Schleuse sowie der Elektrodenkatheter. Die Energieabgabe zur Ablation einer anterolateralen Bahn erfolgt in diesem Fall über die Spitze des Ablationskatheters (Abkürzungen s.o.).

Abbildung 15 demonstriert in frontaler Projektion den Aktionsradius eines Ablationskatheters bei Zugang über das Vorhofseptum. Der Ablationskatheter ist distal der transseptalen Schleuse weit an der inneren Zirkumferenz des Mitralklappenrings von anterior nach lateral und weiter nach posterior bzw. posteroseptal vorgeschoben.

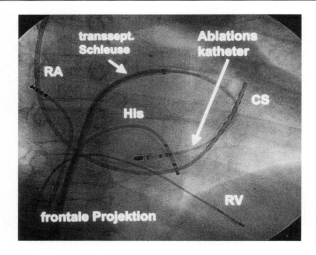

Abb. 15. Ablationskatheter in der Zirkumferenz des linken Vorhofs nach transseptaler Punktion: 60° LAO-Projektion

Schlußbemerkung

Der Autor, der persönlich nicht in der intrakardialen Elektrophysiologie, jedoch in der invasiven kardiologischen Diagnostik und interventionellen Kathetertherapie tätig ist, wurde als Nichtfachmann von den Veranstaltern des Symposiums gebeten, das Thema dem eingangs aufgeführten Interessentenkreis anschaulich darzustellen. Es wurde in Ermangelung von Vorlagen hier Neuland betreten. Ich danke Herrn Dr. Großmann und Herrn Dr. Thamasett für die Bereitstellung der Röntgenbilder, die den Abbildungen zu Grunde liegen, und für die fachliche Beratung bei spezifisch elektrophysiologischen Problemen.

Literatur

1. Akhtar M, Jazyeri MR, Sra JS (1993) Atrioventrikular nodal reentry: Clinical, electrophysiologic and therapeutic considerations. Circulation 88: 282–295
2. Miles WM, Zipes DP, Klein LS (1994) Ablation of free wall accessory pathways. In: Zipes DP (eds) Catheter Ablation of Arrhythmias. Futura, Armok, New York, p 212–230

Anschrift des Verfassers:
Priv.-Doz. Dr. med. Matthias Kochs
Abteilung Innere Medizin II
Medizinische Klinik und Poliklinik
Robert-Koch-Straße 8
89081 Ulm
Email: matthias.kochs@medizin.uni-ulm.de

Inadäquate Sinustachykardien

B.-D. Gonska

Med. Klinik III, Abt. Kardiologie, Angiologie, Intensivmedizin, St.-Vincentius-Krankenhäuser, Karlsruhe

Inadäquat sind Sinustachykardien, die keiner physiologischen Reaktion wie körperlicher oder psychischer Belastung, Fieber, Anämie oder Hypovolämie, Hyperthyreose, Herzinsuffizienz oder Lungenembolie entsprechen, sondern bei klinisch Gesunden unabhängig von Belastungssituationen auftreten.

Hierbei können 2 Formen unterschieden werden:

1. Sinustachykardien mit langsamem Beginn, Akzeleration und langsamer Terminierung und
2. Sinustachykardien mit schlagartigem Beginn und Ende.

Die erstgenannte Form stellt die eigentliche „inadäquate" Sinustachykardie dar („inappropriate" sinus tachycardia = IST), bei der anderen handelt es sich um eine Tachykardie in Form eines Sinusknoten- oder, genauer, eines sinuatrialen Reentry (SART).

Die Häufigkeit dieser Tachykardien ist gering. Während für die IST keine Angaben vorliegen, so sind nach Wellens (26) 1,8 % aller Tachykardien inklusive Vorhofflimmern und -flattern SART. Unter Berücksichtigung nur der paroxysmalen supraventrikulären Tachykardien steigt die Häufigkeit der SART auf 16,9 %. Gilette (7) gibt eine Häufigkeit von 15 % an bei Kindern, die wegen supraventrikulärer Tachykardien invasiv elektrophysiologisch untersucht wurden. Vergleichbar sind die Daten von Wu et al. (27) mit ca. 10 % bei Erwachsenen, die ebenfalls invasiv untersucht wurden.

Elektrophysiologische Basis

Inadäquate Sinustachykardie (IST)

Der pathophysiologische Hintergrund der in der Regel permanenten IST ist bisher nicht geklärt (3, 4, 28). Als Ursache kommt eine abnorme oder getriggerte Automatie eines in der Sinusknotenregion gelegenen ektopen atrialen Fokus in Frage, ein normaler Sinusknoten bei gesteigertem sympathikotonen Tonus oder fehlendem vagalen Antwortverhalten sowie eine intrinsische Abnormität des Sinusknotens. Nach den Untersuchungen von Morillo et al. (18) liegt am ehesten eine Kombination dieser 3 Mechanismen vor.

Sinuatriale Reentry-Tachykardie (SART)

In einer 1987 publizierten Übersicht über den „Sinusknoten-Reentry" von Kirchhof et al. (16) wurde diese Form der Arrhythmie eher als Fiktion bezeichnet. In den letzten Jahren sind jedoch eine Reihe von Publikationen erschienen, die ihn als Fakt erscheinen lassen.

Barker et al. (2) sowie Hoffmann und Cranefield (13) legten erstmals das elektrischophysiologische Konzept des Sinusknoten-Reentry vor, dem ein unidirektionaler Block eines Teils des sinuatrialen Gewebes zugrunde liegt. Dieser bildet die Voraussetzung für eine verzögerte Wiedererregung und damit die Möglichkeit eines Reentry-Kreises. Es erscheint daher exakter, von einem sinuatrialen Reentry als von einem Sinusknoten-Reentry zu sprechen. Han et al. (11) konnten durch Ableitung im Kaninchenherzen mit einzelnen Mikroelektroden einen derartigen Mechanismus nachweisen. Das Antwortverhalten des Sinusknotens nach atrialer Stimulation wurde von Paulay et al. (20) am Hundeherzen untersucht. Die Applikation von vorzeitigen atrialen Impulsen (A2) wurde von einem Echoschlag (A3) mit einer Verzögerung von 100–300 ms gefolgt, der im Oberflächen-EKG die gleiche P-Wellen-Morphologie aufwies. Gleichartige Ergebnisse stammen von Narula (19). Durch Zerstörung des Sinusknotens oder durch vagale Stimulation wurde dieser Echoschlag verhindert, was einen Reentry-Mechanismus des Sinusknotens oder der sinuatrialen Region nahelegt. Allessie und Bonke (1) konnten den Sinusknoten-Reentry, nicht jedoch den sinuatrialen Reentry als Mechanismus für supraventrikuläre Tachykardien experimentell am isolierten Kaninchenherzen ausschließen, da die rechnerisch ermittelte Größe eines solchen Reentry-Kreises die anatomischen Verhältnisse überstieg. Dies trifft jedoch nicht auf das menschliche Herz zu und grundsätzlich auch nicht, wenn das sinuatriale Gewebe als Teil des Reentry-Kreises fungiert.

Klinik

Inadäquate Sinustachykardie

Bei der IST liegt in der Regel eine permanente Sinustachykardie mit Frequenzen >100 Schlägen/min vor. Die Frequenz steigt unter psychischer und physischer Belastung an. Bei den paroxysmalen Formen ist der Beginn langsam („warm-up-effect"), die Terminierung ebenfalls allmählich. Vagale Stimulation in Form von Valsalvamanövern führt zu einer Verlangsamung, jedoch nicht zur Beendigung (9). Im Rahmen der invasiven elektrophysiologischen Untersuchung ist die Tachykardie nicht induzierbar. Während der Tachykardie entsprechen P-Wellen-Achse und Morphologie sowie die AV-Überleitungszeit der des normalen Sinusrhythmus.

Sinuatriale Reentry-Tachykardie

Die bis heute gültigen Charakteristika wurden 1973 von Pauley et al. (21) beschrieben.

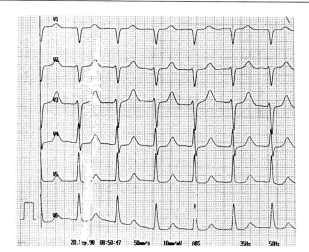

Abb. 1. Sinuatriale Reentry-Tachykardie mit einer Frequenz von 140/min bei einer 34jährigen Patientin, die seit 10 Jahren unter paroyxysmalen, schlagartig beginnenden und endenden supraventrikulären Tachykardien leidet. Die P-Wellen sind positiv und im Ende der T-Welle erkennbar. Dargestellt sind die Ableitungen V_1-V_6.

Klinisch zeichnet sich die SART durch einen schlagartigen Beginn und ein ebensolches Ende aus. Die Tachykardie kann durch körperliche Belastung nicht induziert, jedoch in ihrer Frequenz gesteigert werden. Die Frequenz kann 100–200 Schläge/min betragen, in der Regel liegt sie bei 120–140/min. Durch vagale Manöver kann die Tachykardie in ihrer Frequenz verlangsamt oder terminiert werden. Elektrokardiographisch besteht eine Tachykardie mit schmalem QRS-Komplex (QRS-Dauer < 0,12 s) und regelmäßigen P-Wellen. Das PR-Intervall ist in der Regel kleiner als das RP-Intervall. Bei hoher Frequenz kann das Verhältnis auch umgekehrt sein. In der von Gomes et al. (8) vorgestellten Studie zeigten 27 % der Patienten ein Verhältnis von RP:PR <1. Die P-Wellen-Morphologie wie auch die PQ-Dauer unterscheiden sich nicht von der des normalen Sinusrhythmus (24) (Abb. 1 und 2).

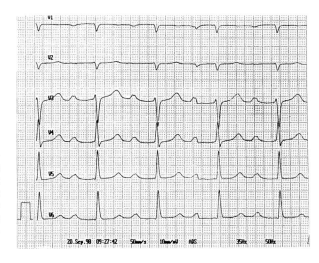

Abb. 2. Nach spontaner Terminierung der Tachykardie hat diese Patientin einen Sinusrhythmus mit einer Frequenz von 80/min. Es besteht ein AV-Block I° mit einer PQ-Zeit von 260 ms, der ebenfalls während der Tachykardie nachweisbar ist (s. Abb. 1).

Im Rahmen der invasiven elektrophysiologischen Untersuchung ist durch vorzeitige atriale Extrastimuli die Tachykardie induzierbar und terminierbar. Die intraatrialen Leitungszeiten sind während der Tachykardie mit denen bei normalem Sinusrhythmus vergleichbar.

Differentialdiagnostisch kommen AV-nodale Reentry-Tachykardien, insbesondere die vom „fast-slow"-Typ, ektope atriale Tachykardien und Tachykardien bei verborgenem WPW in Betracht. Für die Unterscheidung hilfreich sind die Analyse der P-Wellen-Morphologie und das PR:RP-Verhältnis.

Therapie

Die Pharmakotherapie der IST und SART umfaßt β-Sympathikolytika, Kalziumantagonisten vom Verapamiltyp und/oder Digitalisglykoside, auch Amiodaron. Daten zu Klasse IA-, IC-Antiarrhythmika und Sotalol liegen nicht vor. In pharmakologisch therapierefraktären Fällen kommen die Katheter- oder chirurgische Ablation in Betracht (9, 10, 12, 14, 15, 17, 22, 23). Von De Paola et al. (5) wurde die chemische Ablation der Sinusknotenarterie beschrieben.

Katheterablation

Während die IST im Rahmen der elektrophysiologischen Untersuchung nicht induzierbar ist, kann die Tachykardie bei sinuatrialem Reentry durch 1 oder 2 atriale Extrastimuli ausgelöst werden. Nach Gomes et al. (9) ist die SART leichter bei Stimulation mit langen Zykluslängen und kürzerer Vorzeitigkeit der Extrastimuli zu induzieren. In seltenen Fällen ist die Induktion einer SART auch durch ventrikuläre Stimulation bei intakter VA-Leitung möglich. Inwieweit die sinuatriale Leitungsverzögerung und Refraktärzeit eine Rolle bei der Induzierbarkeit spielt, ist bisher nicht geklärt. Kombinationen einer SART mit AV-Knoten-Reentry-Tachy-

Tabelle 1. Ergebnisse der Radiofrequenzkatheterablation bei inadäquater Sinustachykardie (IST) und sinuatrialem Reentry (SART)

	Autor	Jahr	P (n)	Vorzeitigkeit (ms)	frakt. Potentiale	Erfolg (%)	Nachverfolgung
IST	Waspe et al.	1994	1	−22	−	100	k.A.
SART	Gossinger et al.	1993	7	−31	−	100	17+/− 12 Mon.
	Kay et al.	1993	4	−21	−	75	277+/−133 Tage
	Sanders et al.	1993	6	−39	−	83	6,0+/−3,7 Mon.
	Sperry et al.	1993	2	−40, −100	−	100	6 Wo
	Lesh et al.	1994	3	−40, −45	−	100	290+/−40 Tage
	Gomes et al.	1995	2	−40	+	100	k.A.
	Ivanov et al.	1998	14	−35	+	100	8–60 Mon.

k.A. = keine Angaben

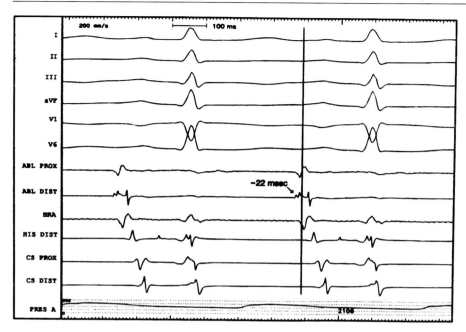

Abb. 3. Die invasive elektrophysiologische Untersuchung nach Induktion der Tachykardie durch vorzeitige atriale Extrastimuli ergibt die früheste atriale Erregung im hohen rechten Vorhof mit einer Vorzeitigkeit gegenüber der P-Welle des Oberflächen-EKG von –22 ms. Das endokardiale atriale Elektrogramm in diesem Bereich zeigt eine Aufsplitterung im Sinne eines Doppelpotentials. Registriert sind die Oberflächen-EKG-Ableitungen I-III, aVF, V_1, V_6 sowie die intrakardialen Elektrogramme aus der Sinusknotenregion (Abl. prox., Abl. dist.), dem hohen rechten Vorhof (HRA), dem His-Bündel und dem proximalen sowie distalen Koronarsinus (CS).

kardien und Tachykardien bei akzessorischen Leitungsbahnen sind möglich und müssen daher bei der elektrophysiologischen Untersuchung mit berücksichtigt werden (6). Als Ort für einen ablativen Eingriff mit Radiofrequenzenergie bei der IST und SART wird die früheste Erregung im hohen rechten Vorhof angesehen (Abb. 3–5).

Die Erfahrungen der Katheterablation bei IST ist gering. Waspe et al. (25) berichteten über einen Fall, bei dem die früheste atriale Aktivierung im Bereich des Sinusknotens um 22 ms der P-Welle des Oberflächen-EKGs voranging. Die Ablation wurde mit 30 W über jeweils 20–30 s erfolgreich durchgeführt. Die Vorzeitigkeit am Ablationsort bei SART lag zwischen –10 und –100 ms, mehrheitlich zwischen –30 und –40 ms (Tabelle 1). Akut war die Katheterablation in allen Fällen erfolgreich. Im Verlauf sind lediglich 2 Rezidive beschrieben (15, 22).

Gomes et al. (9) berichteten über 2 Patienten mit SART, die mit Radiofrequenzenergie (20–30 W, 30 s; 1–4 Applikationen) erfolgreich behandelt werden konnten. Bei beiden Patienten wurden fragmentierte atriale Signale im hohen rechten Vorhof nachgewiesen. Möglicherweise stellen diese Potentiale die Zone der verzögerten Erregungsleitung der SART dar. In einer kürzlich von Ivanov et al. (14) publizierten Arbeit wurden die Prädiktoren für eine erfolgreiche Ablation bei SART vorgestellt. Das Patientenkollektiv umfaßte 14 Patienten, die erfolgreich einer

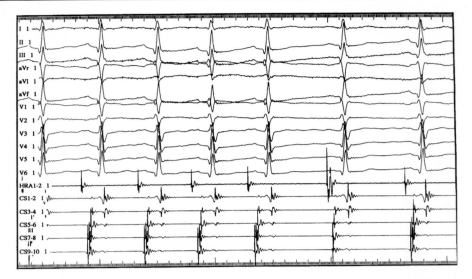

Abb. 4. Sinuatriale Reentry-Tachykardie (Frequenz 120/min) mit schlagartigem Ende bei einer 44jährigen Patientin. Die P-Wellen-Morphologie während der Tachykardie (Aktionen 1–5) entspricht der bei normalem Sinusrhythmus (Aktionen 6, 7). Registriert sind die 12 Oberflächen-EKG-Ableitungen, die intrakardialen Ableitungen aus dem hohen rechten Vorhof (HRA) und dem Koronarsinus (prox. CS 1–2, dist. CS 9–10).

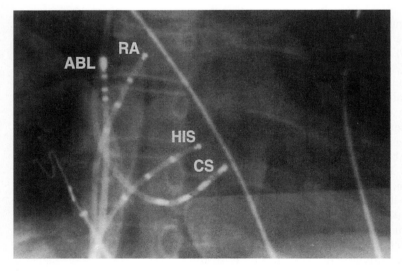

Abb. 5. Lage der Elektrodenkatheter zur Ablation einer Sinusknoten-Reentry-Tachykardie in p.a.-Projektion. Abl = Ablationskatheter in der Sinusknotenregion, RA = hoher rechter Vorhof, His = Hisbündel, CS = Koronarsinus

Radiofrequenzkatheterablation unterzogen wurden. Wesentliche Kriterien für den idealen Ablationsort waren niedrig-amplitudige (>50 ms, <1 mV), fraktionierte Potentiale in der Sinusknotenregion und „double-spike"-Elektrogramme sowie die Akzeleration der Tachykardie während der Abgabe der Radiofrequenzenergie. Die Vorzeitigkeit der intrakardialen Elektrogramme gegenüber der P-Welle des Oberflächen-EKGs betrug –35 (–20 bis –50) ms.

Komplikationen der Katheterablation sind bei keinem Patienten mit IST oder SART beschrieben. Eine Schrittmacherimplantation war in keinem Fall notwendig. Die P-Wellen-Morphologie des normalen Sinusrhythmus blieb unbeeinflußt. Unklar ist bisher, in welchem Teil der sinuatrialen Region abladiert wird. Es besteht die Möglichkeit, daß Teile des Sinusknotens selbst oder des sinuatrialen Gewebes durch die Katheterablation modifiziert bzw. zerstört werden.

Zusammenfassung

Inadäquate Sinustachykardien stellen seltene Formen paroxysmaler supraventrikulärer Tachykardien dar. Elektrophysiologisch sinnvoll erscheint es, hierbei 2 Formen zu unterscheiden, die klassische Form der inadäquaten Sinustachykardie und sinuatriale Reentry-Tachykardien. Klinisch unterscheidet sich die IST von der SART durch eine langsame Frequenzsteigerung und einen gleichartigen -abfall sowie die fehlende Induzierbarkeit durch die atriale Stimulation. Die Radiofrequenzkatheterablation erscheint bei pharmakologischer Therapierefraktärität als die Methode der Wahl, da sie – soweit bisher beurteilbar – ohne Komplikationen erfolgreich durchgeführt werden kann. Das durch die Katheterablation zu modifizierende arrhythmogene Areal wird wie bei ektopen atrialen Tachykardien durch die früheste atriale Erregung definiert. Fragmentierte Potentiale in der Sinusknotenregion scheinen einen Hinweis auf Zonen verzögerter Erregungsleitung zu geben.

Literatur

1. Allessie MA, Bonke FJM (1978) Re-entry within the sinoatrial node as demonstrated by multiple microelectrode recordings in the isolated rabbit heart. In: Bonke FJM (ed) The sinus node: structure, function and clinical relevance. Martinus Nijhoff, The Hague, New York, pp 409–421
2. Barker PS, Wilson FN, Johnston D (1943) The mechanism of auricular paroxysmal tachycardia. Am Heart J 26: 435–595
3. Bauernfeind RA, Amat-Y-Leon F, Dhingra RC et al. (1979) Chronic nonparoxysmal sinus tachycardia in otherwise healthy persons. Ann Intern Med 91: 702–710
4. Codrelle MM, Boncher H (1939) Tachycardie sinusale permanente a haute frequence sans troubles fonctionelles. Bull Mem Soc Med Hosp Paris 54: 1849–1852
5. De Paola AAV, Horowitz LN, Vattimo AC et al. (1992) Sinus node artery occlusion for treatment of chronic nonparoxysmal sinus tachycardia. Am J Cardiol 70: 128–130
6. Franum-Jensen J (1978) The fine structure of the sinus node: a survey. In: Bonke FJM (ed) The sinus node: structure, function and clinical relevance. Martinus Nijhoff, The Hague, New York, pp 233–244
7. Gillette PC (1976) The mechanisms of supraventricular tachycardia in children. Circulation 54: 133–139

8. Gomes JA, Hariman RI, Kang PS, Chowdry JH (1985) Sustained symptomatic sinus node reentrant tachycardia: incidence, clinical significance, electrophysiologic observations and the effects of antiarrhythmic agents. J Am Coll Cardiol 5: 45–57

9. Gomes JA, Mehta D, Langan MN (1995) Sinus node reentrant tachycardia. PACE 18: 1045–1057

10. Gossinger H, Wang X, Beckman K et al. (1993) Radiofrequency catheter ablation of atrial tachycardias (abstract). PACE 16: 850

11. Han J, Malozzi AM, Moe GK (1968) Sino-atrial reciprocation in the isolated rabbit heart. Circulation 22: 355–369

12. Hendry PJ, Packer DL, Anstadt MP et al. (1990) Surgical treatment of automatic atrial tachycardias. Ann Thorac Surg 42: 253–260

13. Hoffmann BF, Cranefield PF (1960) Electrophysiology of the heart. Mc Craw Hill, New York, p 124

14. Ivanov MY, Evdokimov VP, Vlasenco VV (1998) Predictors of successful radiofrequency catheter ablation of sinoatrial tachycardia. PACE 21: 311–315

15. Kay GN Chong F, Epstein AE et al. (1993) Radiofrequency ablation for treatment of primary atrial tachycardias. J Am Coll Cardiol 21: 901–909

16. Kirchhof CJHM, Bonke FJM, Allessie MA (1987) Sinus node reentry: fact or fiction? In: Brugada P, Wellens HJJ (eds) Cardiac arrhythmias: where to go from here? Futura Publishing, Mount Kisco, New York, pp 53–65

17. Lesh MD, Van Hare GF, Epstein LM et al. (1994) Radiofrequency catheter ablation of atrial arrhythmias. Results and mechanisms. Circulation 89: 1074–1089

18. Morillo CA, Klein GJ, Thakur RK et al. (1994) Mechanism of "inappropriate" sinus tachycardia. Role of sympathovagal balance. Circulation 90: 873–877

19. Narula OS (1974) Sinus node reentry: a mechanism for supraventricular tachycardia. Circulation 50: 1114–1128

20. Paulay KL, Vanghese PJ, Damato AN (1973) Sinus node reentry: an in vivo demonstration in the dog. Circulation 32: 455–463

21. Paulay KL, Vanghese PJ, Damato AN (1973) Atrial rhythms in response to an early premature depolarization in man. Am Heart J 85: 323–331

22. Sanders W, Hamer M, Sorrentino MD et al. (1993) Radiofrequency catheter ablation of sino atrial reentrant tachycardia (abstract). PACE 16: 850

23. Sperry RE, Ellenbogen KA, Wood MA et al. (1993) Radiofrequency catheter ablation of sinus node reentrant tachycardia. PACE 16: 2202–2209

24. Tang CW, Scheinman MM, Van Hare BF et al. (1995) Use of p-wave configuration during atrial tachycardia to predict site of origin. J Am Coll Cardiol 26: 1315–1324

25. Waspe LE, Chien WW, Merillat JC, Stark SI (1994) Sinus node modification using radiofrequency current in a patient with persistant inappropriate sinus tachycardia. PACE 17: 1569–1576

26. Wellens HJJ (1978) Role of sinus node reentry in the genesis of sustained cardiac arrhythmias. In: Bonke FJM (ed) The sinus node: structure, function and clinical relevance. Martinus Nijhoff, The Hague, Boston, pp 422–427

27. Wu D, Denes P, Amat-Y-Leon F et al. (1978) Clinical, electrocardiographic and electrophysiologic observations in patients with paroxysmal supraventricular tachycardia. Am J Cardiol 41: 1045–1051

28. Yee R, Guiraudon GM, Gardner MJ et al. (1984) Refractory paroxysmal sinus tachycardia: management by subtotal right atrial exclusion. J Am Coll Cardiol 3: 400–404

Anschrift des Verfassers:
Prof. Dr. B.-D. Gonska
Med.-Klinik III
Abt. Kardiologie, Angiologie, Intensivmedizin
St.-Vincentius-Krankenhäuser
Edgar-von-Gierke-Str. 2
76135 Karlsruhe

AV-Knoten-Reentry-Tachykardien – Diagnostik und Katheterablation

P. Weismüller

Medizinische Klinik II, Universitätsklinik Marienhospital, Ruhr-Universität Bochum

AV-Knoten-Reentry-Tachykardien sind die mit 60 % am häufigsten vorkommenden regelmäßigen supraventrikulären Tachykardien (13). Im folgenden soll ein Überblick über Diagnostik dieser sehr häufigen Rhythmusstörung und deren Therapie durch Katheterablation gegeben werden.

Pathophysiologie

Die für den AV-Knoten wesentlichen anatomischen Strukturen befinden sich im Kochschen Dreieck, welches ventrikelseitig aus dem Ansatz des septalen Segels der Trikuspidalklappe gebildet wird, atrialseitig durch den „Sehnenstrang" („tendon of Todaro"), welcher die Verlängerung der Eustachischen Klappe nach anteroseptal ist. An der Basis des Kochschen Dreiecks befindet sich das Ostium des Koronarvenensinus. An der Spitze des Dreiecks anteroseptal befindet sich das Hissche Bündel. Der AV-Knoten erstreckt sich von dort länglich in Richtung Koronarvenensinus-Ostium, wobei sich der eigentliche AV-Knoten („compact node") anteroseptal an das His-Bündel anschließt. Die Übergangs-Zone („transitional zone") umgibt den atrialseitigen Anteil des AV-Knotens und erstreckt sich weiter nach kaudal (1).

Schon vor mehr als 20 Jahren wurde bei Patienten mit AV-Knoten-Reentry-Tachykardien durch invasive Stimulationsmethoden der Nachweis von 2 AV-nodalen Bahnen erbracht (8). Neben der bei allen Menschen vorliegenden schnellen AV-nodalen Bahn („fast pathway") läßt sich bei diesen Patienten eine zusätzliche, langsam leitende AV-nodale Bahn („slow pathway") nachweisen. Während der in ca. 90 % der Fälle vorliegenden typischen AV-Knoten-Reentry-Tachykardien, der sog. „slow-fast"-Tachykardien, wird die langsam leitende AV-nodale Bahn antegrad erregt, die schnelle AV-nodale Bahn in retrograder Richtung (5) durchlaufen (Abb. 1). Der Ort der atrialen Insertion der schnellen AV-nodalen Bahn befindet sich anteroseptal proximal vom Hisschen Bündel, die atriale Insertion der langsam leitenden AV-nodalen Bahn liegt am häufigsten zwischen Koronarvenensinus-Ostium und Trikuspidalklappenansatz an der Basis des Kochschen Dreiecks (12, 21). Die Lage dieser AV-nodalen Bahnen ist jedoch interindividuell sehr unterschiedlich. Sie bestehen aus atrialen Muskelfasern, die atrialseitig mit den Übergangs-Zellen des AV-Knotens verbunden sind. Der AV-Knoten selbst („compact node") ist jedoch ventrikelseitig ebenso wie das His-Purkinje-System von der umgebenden Muskulatur durch Bindegewebe isoliert (1).

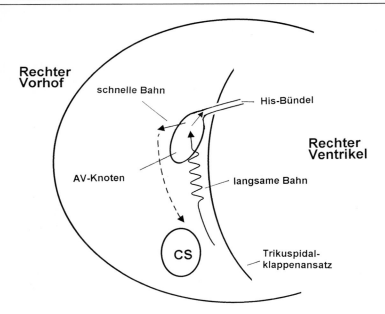

Abb. 1. Schematische Darstellung des AV-Knotens und der schnellen und langsamen Bahn während einer typischen AV-Knoten-Reentry-Tachykardie. Die schnelle Bahn befindet sich anteroseptal in der Nähe des Hisschen Bündels, die atrialseitige Insertion der langsamen Bahn befindet sich zwischen Koronarvenensinus-Ostium und Trikuspidal-klappenansatz. CS = Koronarvenensinus-Ostium (nach 13)

In 5–10 % der Patienten liegen andere, atypische Formen von AV-Knoten-Reentry-Tachykardien vor. Bei einem Teil dieser Patienten wird der Reentry-Kreis in umgekehrter Richtung durchlaufen (13). Diese werden „ungewöhnliche" AV-Knoten-Reentry-Tachykardien („uncommon form") oder auch „fast-slow"-Tachykardien genannt. Eine dritte Form der Tachykardien kann auftreten, wenn mindestens 3 AV-nodale Bahnen vorliegen, eine schnelle Bahn sowie 2 langsamer leitende AV-nodalen Bahnen. Während der Tachykardie wird eine der langsamen Bahnen in antegrader Richtung, die andere langsam leitende Bahn in retrograder Richtung erregt (18). Deshalb werden diese Tachykardien auch als „slow-slow"-Form bezeichnet (13). Es gibt Anhaltspunkte dafür, daß die Tachykardien anatomisch nicht auf den AV-Knoten beschränkt sind, sondern daß atriale Muskulatur Bestandteil des Reentry-Kreises ist. Dies wird derzeit jedoch noch kontrovers diskutiert (6, 13). Mehr Übereinstimmung findet sich über den Ort des ventrikel-seitigen Umkehrpunktes der Tachykardie im Reentry-Kreis, welcher proximal vom Hisschen Bündel lokalisiert ist (13).

Elektrophysiologische Diagnostik

Heutzutage wird die invasive Diagnostik zusammen mit der kurativen Katheter-ablation durchgeführt. Vor der Ablation muß die zugrundeliegende Diagnose gesichert sein. Oft ist mehr Zeit erforderlich, um die Diagnose zu stellen, als dann später an Zeit für die Ablation benötigt wird. Bei bestehender Unsicherheit über den Tachykardie-Mechanismus sollte jedoch auf die Ablation verzichtet werden und diese dann im Rahmen einer zweiten Untersuchung durchgeführt werden.

Die Sedierung der Patienten kann mit Diazepam erfolgen; falls erforderlich, kann zusätzlich Morphin gegeben werden. Andere Arbeitsgruppen bevorzugen Midazolam und Fentanyl. Zur Antikoagulation bekommen die Patienten initial 5.000 IE Heparin i.v.

Katheterplazierung

Zur Diagnosestellung und Therapiekontrolle sollten Signale aus dem Koronarvenensinus abgeleitet werden. Der Koronarvenensinuskatheter, meist ein 10polarer 6-F-Katheter, wird als erster Katheter von der V. basilica des linken Armes aus im Koronarvenensinus im Bereich des Ostiums plaziert. Falls dies nicht möglich ist, können die rechte V. basilica oder die rechte V. jugularis interna als Zugangsweg benutzt werden. Wer vertrauter mit der Subclavia-Punktion ist, wird die linke V. subclavia punktieren. Die Sondierung des Koronarvenensinus gelingt am besten im links-schrägen Strahlengang, der Katheter wird nach posterior geführt. Die anderen Katheter werden in AP-Projektion gelegt. Ein weiterer, 4polarer Katheter wird in den hohen rechten Vorhof vorgeschoben (6 F). Um eine Dislokation während der langen Untersuchung zu vermeiden, empfiehlt es sich, dessen Spitze im rechten Vorhofohr zu plazieren. Geeignet ist der Zugang von der linken V. femoralis, ebenso wie für den Katheter für den rechten Ventrikel. Hierfür hat sich ein flexibler bipolarer 5-F-Katheter bewährt, bei dessen Plazierung in der rechtsventrikulären Spitze die Perforation des rechten Ventrikels sehr unwahrscheinlich ist. Über die rechte V. femoralis können dann der 4polare 6-F-His-Katheter (Josephson-Form) mit 5-mm-Elektroden-Abstand sowie der Ablationskatheter gelegt werden. Eine doch häufiger auftretende Dislokation des His-Katheters kann dann einfacher von der rechten Leiste korrigiert werden. Wenn diagnostische Schwierigkeiten zum zugrundeliegenden Tachykardiemechanismus auftreten, ist die Verwendung eines 8polaren Katheters mit 2-mm-Elektroden-Abstand am His-Bündel hilfreich (Möglichkeit der Para-His-Stimulation, s.u.). Der Ablationskatheter kann ebenfalls leichter über die rechte V. femoralis gesteuert werden. Zur Manipulation des 7-F-Ablationskatheters mit einer 4 mm langen Spitzenelektrode hat sich die Verwendung einer langen 8-F-Schleuse mit gebogener Spitze bewährt. Der Katheter liegt dabei sicherer und läßt sich exakter steuern. Der Kontakt zum Endokard ist besser.

Stimulation

Zur Charakterisierung des AV-Knotens und zur Tachykardieinduktion werden üblicherweise atriale Extrastimuli an 7 Zyklen des Grundrhythmus angekoppelt. Es sollte bei Sinusrhythmus sowie bei unterschiedlichen Grundfrequenzen stimuliert werden. Bei Erfolglosigkeit der Tachykardieinduktion werden 2 atriale Extrastimuli appliziert. Die AV-Knoten-Leitungseigenschaften in retrograder Richtung

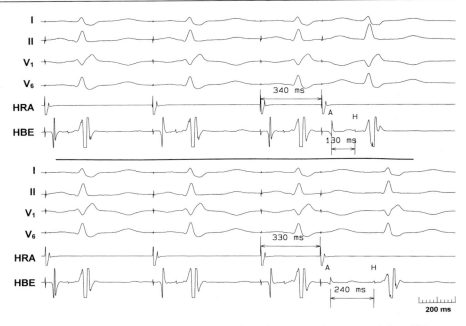

Abb. 2. AH-Sprung während programmierter Einzelstimulation bei einem Patienten mit typischen AV-Knoten-Reentry-Tachykardien. Oben: Während einer stimulierten Basiszykluslänge von 600 ms wird ein atrialer Stimulus mit 340 ms vorzeitig angekoppelt. Die AH-Zeit dieses Schlages ist 130 ms. Unten: Bei der nächsten Stimulation wird das Kopplungsintervall um 10 ms auf 330 ms verkürzt. Die AH-Zeit dieses Schlages ist nun 240 ms; sie ist somit sprunghaft um 110 ms angestiegen. Oberflächen-EKG-Ableitungen I, II, V_1,V_6; HRA = Ableitung aus dem hohen rechten Vorhof; HBE = Ableitung vom Hisschen Bündel; A = atriales Signal; H = Signal vom Hisschen Bündel

können durch Applikation ventrikulärer Extrastimuli bei einer Basisfrequenz von 120/min charakterisiert werden. Der AV- und VA-Wenckebachpunkt werden durch inkrementelle atriale bzw. ventrikuläre Stimulation bestimmt. Wenn mit diesem Protokoll eine Tachykardie nicht induziert werden kann, wird das gesamte Protokoll nach i.v.-Gabe von Katecholaminen, z.B. Orciprenalin (Alupent®) wiederholt. Die Dosierung erfolgt nach Wirkung. Ziel ist die Erhöhung der Sinusfrequenz auf mindestens 150 % der Ausgangs-Frequenz.

Das Vorliegen von 2 unterschiedlichen AV-Knoten-Bahnen läßt sich meistens durch atriale Einzelstimulation nachweisen. Wenn bei zunehmender Verkürzung des Kopplungsintervalls des atrialen Extrastimulus eine plötzliche AH-Verlängerung um 50 ms und mehr nachweisbar ist, ist die Refraktärzeit der schnell leitenden Bahn erreicht, die antegrade atrioventrikuläre Erregung erfolgt dann über die langsam leitende AV-nodale Bahn, welche die kürzere Refraktärzeit hat (Abb. 2) (5). Die Kopplungsintervalle (S1S2) können gegen die AH-Zeiten (A2H2) des stimulierten Schlages des angekoppelten vorzeitigen atrialen Stimulus aufgetragen werden. Abb. 3 zeigt eine solche AV-Knoten-Leitungskurve. Der AH-Sprung beträgt in diesem Beispiel 320 ms. Typischerweise läßt sich eine AV-Knoten-Reentry-Tachykardie nach Erreichen der Refraktärzeit der schnellen Bahn induzieren. Abb. 4 zeigt das Anfalls-EKG eines Patienten mit typischer AV-Knoten-Reentry-Tachy-

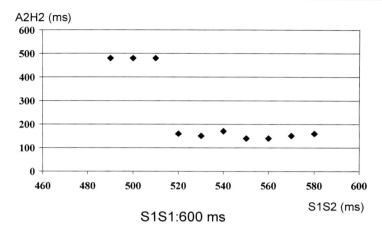

Abb. 3. AV-Knoten-Leitungs-Kurve bei einem Patienten mit typischen AV-Knoten-Reentry-Tachykardien. Während eines Stimulationsgrundintervalls von 600 ms (S1S1) wurde der vorzeitig angekoppelte atriale Extrastimulus (S1S2) um je 10 ms verkürzt (Abszisse). Auf der Ordinate ist das AH-Intervall des vorzeitig stimulierten Schlages (A2H2) aufgetragen. Die Refraktärzeit der schnell leitenden Bahn ist bei 510 ms erreicht. Das AH-Intervall steigt abrupt von 160 ms auf 480 ms an. Die AV-Leitung erfolgt jetzt über die langsame Bahn.

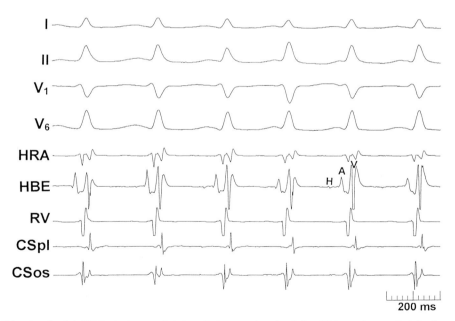

Abb. 4. Intrakardiale EKG-Registrierungen bei einem Patienten während typischer AV-Knoten-Reentry-Tachykardie („slow-fast"-Typ). Die QRS-Komplexe sind schmal, in den Oberflächen-EKG-Ableitungen lassen sich keine P-Wellen abgrenzen. In der His-Bündel-Ableitung (HBE) ist das atriale Signal unmittelbar vor Beginn des QRS-Komplexes erkennbar, d.h. die initiale retrograde atriale Erregung befindet sich am His-Bündel. Tachykardiefrequenz: 240/min. Ableitungen I, II, V_1, V_6; HRA = hoher rechter Vorhof; HBE = Ableitung vom Hisschen Bündel; RV = Ableitung aus der rechtsventrikulären Spitze; CSpl = Ableitung aus dem posterolateralen Koronarvenensinus; CSos = Ableitung aus dem Koronavenensinus-Ostium; H = His-Bündel-Potential; A = atriales Signal; V = ventrikuläres Potential

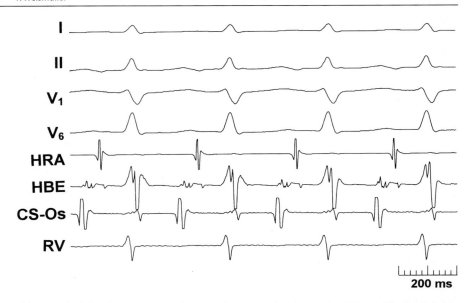

Abb. 5. Intrakardiale EKG-Registrierungen bei einem Patienten während atypischer AV-Knoten-Reentry-Tachykardie („fast-slow"-Typ). Das RP-Intervall ist größer als das PR-Intervall. Die initiale retrograde atriale Erregung wird am CS-Ostium registriert. Tachykardiefrequenz: 200/min. Ableitungen I, II, V_1, V_6; HRA = hoher rechter Vorhof; HBE = Ableitung vom Hisschen Bündel; CS-Os = Ableitung aus dem Koronarvenensinus-Ostium; RV = Ableitung aus der rechtsventrikulären Spitze

kardie („slow-fast"-Form). In den meisten Fällen wird das atriale Signal gleichzeitig mit dem Kammersignal registriert. Somit ist im Oberflächen-EKG die P-Welle vom QRS-Komplex überlagert.

Wenn die Tachykardie in umgekehrter Richtung läuft, handelt es sich um die seltene „fast-slow"-Form der AV-Knoten-Reentry-Tachykardie (13, 28). Kennzeichnend für diese Form ist, daß während der Tachykardie das RP-Intervall größer als das PR-Intervall ist. Bei dieser Tachykardie sind die P-Wellen im Oberflächen-EKG sichtbar. Die P-Wellen sind negativ in den Ableitungen II, III und aVF. Abb. 5 zeigt die intrakardialen Registrierungen einer solchen AV-Knoten-Reentry-Tachykardie vom „uncommon type". Hierbei erfolgt die retrograde Aktivierung der Vorhöfe über die langsam leitende AV-nodale Bahn. Die initiale atriale Erregung erfolgt im Bereich des Koronarvenensinus-Ostiums.

Die atypischen AV-Knoten-Reentry-Tachykardien lassen sich häufig durch ventrikuläre Einzelstimuli induzieren. Wenn die schnell retrograd leitende AV-nodale Bahn refraktär ist, kommt es in ventrikuloatrialer Richtung zum VA-Sprung mit retrograder Leitung über die langsam leitende Bahn. Die schnelle Bahn ist dann antegrad erregbar, es kommt zu einem atypischen AV-nodalen Echo bzw. zur Induktion einer atypischen AV-Knoten-Reentry-Tachykardie.

Bei Vorliegen von mehr als 2 AV-nodalen Bahnen ist das Auftreten einer weiteren Form der AV-Knoten-Reentry-Tachykardien möglich (18), der sog. „slow-slow"-Tachykardie (Abb. 6). Während dieser Tachykardie erfolgt die Leitung in ven-

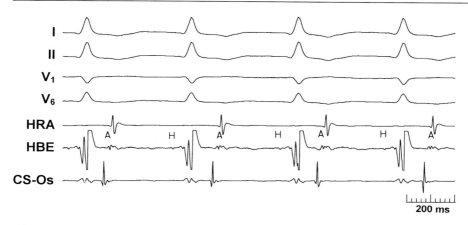

Abb. 6. Intrakardiale EKG-Registrierungen bei einem Patienten während atypischer AV-Knoten-Reentry-Tachykardie („slow-slow"-Typ). Das VA-Intervall in der His-Bündel-Ableitung (HBE) ist 100 ms. Die initiale retrograde atriale Erregung befindet sich in der Nähe des Koronarvenensinus-Ostiums. Tachykardiefrequenz: 150/min. Abkürzungen wie in Abb. 4

trikuloatrialer Richtung über eine langsam leitende Bahn, die antegrade Leitung läuft über eine zweite langsam leitende Bahn. Für die ventrikuloatriale Richtung wird meistens die schnellere der beiden langsam leitenden Bahnen benutzt (Abb. 6), das VA-Intervall ist meistens kleiner als 180 ms (18). Die Abgrenzung dieser Tachykardien zu AV-Makro-Reentry-Tachykardien mit akzessorischer Bahn ist wesentlich.

Es konnte gezeigt werden, daß das Vorkommen von mehr als 2 AV-nodalen Bahnen nicht ganz selten ist. Das Vorliegen von mehreren nodalen Bahnen wurde von verschiedenen Arbeitsgruppen beschrieben (4, 22, 23, 25, 28). Tai et al. (23) berichten über eine Häufigkeit von 5,2 % von 3 oder mehr AV-nodalen Bahnen bei 500 Patienten mit AV-Knoten-Reentry-Tachykardien. 4,2 % dieser Patienten hatten 3 antegrad leitende Bahnen und 1 % aller Patienten hatten sogar 4 antegrad leitende AV-nodale Bahnen. Es wird seit langem diskutiert, ob nicht sehr viel mehr AV-nodale Bahnen vorliegen, als nachgewiesen werden können, da die Leitungseigenschaften der AV-nodalen Bahnen in verschiedenen Richtungen unterschiedlich sind (18).

Entscheidend für die in gleicher Sitzung folgende Therapie der Katheterablation ist die Stellung der exakten Diagnose. Differentialdiagnostisch müssen atriale Tachykardien und Tachykardien mit Beteiligung akzessorischer Leitungsbahnen berücksichtigt werden (13) (s. auch Beitrag von G. Grossmann).

Meistens werden typische AV-Knoten-Reentry-Tachykardien durch atriale Stimuli nach Erreichen der Refraktärzeit der schnell leitenden AV-nodalen Bahn induziert, nachdem der AH-Sprung registriert wurde. AH-Sprünge sind jedoch häufig und unabhängig davon können andere Formen supraventrikulärer Tachykardien vorliegen.

Differentialdiagnostik

Abgrenzung der AV-Knoten-Reentry-Tachykardien gegenüber AV-Reentry-Tachykardien

AV-Beziehung während der Tachykardie

Während orthodromer AV-Reentry-Tachykardie werden die Ventrikel über das His-Purkinje-System erregt. Hierbei wird initial der anterolaterale Bereich des rechten Ventrikels am Übergang der Purkinjefasern zur Arbeitsmuskulatur erregt. Die Erregung der Basis der Ventrikel erfolgt später retrograd, bevor die Vorhöfe über die akzessorische Bahn elektrisch aktiviert werden (13). Die ventrikuloatriale Leitungszeit beträgt hierbei mindestens 50 ms. Bei typischer AV-Knoten-Reentry-Tachykardie werden die Vorhöfe schon früher erregt, da die Vorhoferregung nicht von der Kammererregung abhängig ist. VA-Intervalle von weniger als 50 ms sind häufig bei AV-Knoten-Reentry-Tachykardien und schließen das Vorliegen von AV-Reentry-Tachykardien aus (Abb. 4, S. 35).

Ventrikuläre Einzelstimulation während Tachykardie

Bei Vorliegen einer akzessorischen Leitungsbahn können die Vorhöfe während der Tachykardie bei bereits refraktärem His-Bündel durch vorzeitige ventrikuläre Stimulation vorzeitig erregt werden (20), da die atriale Erregung über die akzessorische Bahn erfolgen kann. Bei AV-Knoten-Reentry-Tachykardien ist dies nicht möglich, wenn das Hissche Bündel bereits nach vorhergehender antegrader Erregung refraktär ist. Dieses Stimulationsmanöver erfolgt am besten über den ventrikulären Stimulationskatheter, welcher hierzu an der Basis des rechten Ventrikels septal etwas distal vom His-Bündel-Katheter plaziert wird. Der ventrikuläre Einzelstimulus wird unmittelbar vor dem zu erwartenden ventrikulären Potential angekoppelt und das Kopplungsintervall um je 10 ms verkürzt. Wenn das nächste atriale Signal um ≥ 30 ms früher erfolgt, liegt eine akzessorische Bahn vor. Das Vorliegen einer akzessorischen Bahn kann ausgeschlossen werden, wenn das dem Stimulus folgende atriale Signal nicht versetzt werden kann. Voraussetzung für dieses Kriterium ist, daß die Ventrikel in der Nähe der frühesten atrialen Erregung um ≥ 30 ms vorzeitig erregt werden, ohne die antegrade Erregung des Hisschen Bündels zu beeinflussen. Das His-Bündel-Potential ist am besten über einen Katheter mit 2 mm Elektrodenabstand zu registrieren.

Para-His-Stimulation

Die Technik der Para-His-Stimulation kann verwendet werden, um retrograde Leitung über anteroseptale Bahnen von der Leitung über die schnelle Bahn des AV-Knotens abzugrenzen (11). Der Vorteil bei dieser Methode liegt darin, daß sie während Sinusrhythmus anwendbar ist. Während Sinusrhythmus wird im rechten Ventrikel anterobasal distal vom His-Bündel-Katheter mit hoher Stimulationsamplitude stimuliert. Die schmalen stimulierten QRS-Komplexe zeigen die direkte His-Stimulation an. Durch Reduktion der Stimulationsamplitude wird nur der rechte Ventrikel stimuliert, erkenntlich am breiten QRS-Komplex. Bei Verlust der His-Bündel-Stimulation zeigt eine Zunahme des ventrikuloatrialen Intervalls bei gleichbleibendem HA-Intervall eine reine Leitung über den AV-Knoten an und schließt eine Leitung über eine akzessorische Bahn aus. Wenn das Stimulus-Vorhof-

Intervall vor und während Stimulation des Hisschen Bündels gleich bleibt, liegt eine retrograde Leitung über eine akzessorische Bahn vor, da die retrograde atriale Erregung unabhängig von der elektrischen Erregung des Hisschen Bündels über die akzessorische Bahn erfolgt.

Abgrenzung gegenüber atrialen Tachykardien

Wenn durch ventrikuläre Einzelstimuli die Tachykardie terminiert werden kann, ohne daß eine atriale Erregung folgt, kann es sich nicht um eine atriale Tachykardie handeln. Durch dieses Stimulationsmanöver können alle Formen der AV-Knoten-Reentry-Tachykardien und AV-Reentry-Tachykardien von atrialen Tachykardien abgegrenzt werden. Der Nachweis durch dieses Stimulationsmanöver gelingt allerdings selten.

Das Vorliegen einer atrialen Tachykardie kann durch Applikation von Kammer-stimuli während der Tachykardie unwahrscheinlich gemacht werden: Wenn die atriale Erregung während Tachykardie durch einen oder mehrere Stimuli versetzt werden kann und die intraatriale Erregungsausbreitung identisch ist mit der-jenigen während der Tachykardie, so erfolgt die atriale Erregung durch dieselbe Struktur entweder dem AV-Knoten oder einer akzessorischen Leitungsbahn. Eine typische AV-Knoten-Reentry-Tachykardie ist wahrscheinlich, wenn die initiale atriale Erregung in der His-Bündel-Ableitung registriert wird.

Katheter-Ablation

Seit Anfang der 90er Jahre ist durch die Anwendung von Hochfrequenzenergie über Katheter die kurative Behandlung dieser Rhythmusstörung bei deutlich mehr als 90 % der Patienten mit AV-Knoten-Reentry-Tachykardien möglich geworden. Hierfür ist eine Änderung der Leitungseigenschaft einer der meist 2 vorliegenden AV-nodalen Bahnen durch die Hochfrequenz-Energieanwendung erforderlich. Es kann sowohl die schnell leitende Bahn als auch die langsam leitende Bahn beein-flußt werden. Innerhalb der letzten Jahre hat sich gezeigt, daß die Rate der hierbei als Nebenwirkung induzierten totalen AV-Blockierungen durch die Ablation der langsamen Bahn deutlich geringer ist (10), so daß heutzutage fast nur noch die Modifikation des AV-Knotens durch die Beeinflussung der langsamen AV-nodalen Bahn durchgeführt wird. Eine durch Hochfrequenz-Energie-Anwendung erfolgte Beeinflussung einer AV-nodalen Bahn kann durch den Nachweis des Fehlens der elektrischen Impuls-Leitung nach der Energieabgabe erfolgen: Ablation der Leitungsbahn. Es kann jedoch auch lediglich eine Verschlechterung der Leitungs-eigenschaft einer der beiden Bahnen resultieren, so daß zwar eine Impulsleitung über diese Bahn nachweisbar ist, auch noch ein AV-nodales Echo registrierbar ist, jedoch ein Kreisen der Erregung (die AV-Knoten-Reentry-Tachykardie) nicht mehr möglich ist. Dies wird auch als Modulation der Leitungsbahn bezeichnet. Aber auch der Nachweis der Leitungsblockierung einer Bahn muß nicht die vollständige Zerstörung dieser Leitungsstruktur bedeuten. Es scheinen sich AV-nodale Bahnen erholen zu können. Dies dürfte die Erklärung für das Auftreten von Rezidiven sein, welche in bis zu 9,4 % der Fälle nach Modifikation des AV-Knotens durch Hoch-frequenzenergie auftreten (19).

Die Indikation zur Modifikation des AV-Knotens ist gegeben, wenn Patienten unter symptomatischen AV-Knoten-Reentry-Tachykardien leiden und keine konsumierenden Erkrankungen haben. Die Indikation bei alten Patienten muß von deren biologischen Alter abhängig gemacht werden.

Es gibt Patienten, bei denen während der elektrophysiologischen Diagnostik ein AH-Sprung nachgewiesen wird, eine Tachykardie jedoch nicht induzierbar ist. Die Indikation zur Ablation bzw. Modulation der langsamen Bahn ist hier nur dann gegeben, wenn ein Anfalls-EKG mit einer Tachykardie vorliegt, dessen Ursache eine AV-Knoten-Reentry-Tachykardie sein könnte (3).

Nachdem die Ablation der schnellen AV-nodalen Bahn nur noch sehr selten durchgeführt wird (zur Methodik s. 17), wird im folgenden nur die Ablation der langsamen AV-nodalen Bahn beschrieben: Es gibt unterschiedliche Möglichkeiten zur Bestimmung des Ortes der Energieabgabe zur Ablation bzw. Modulation der langsam leitenden AV-nodalen Bahn. Jackman et al. berichteten 1992 über ein während Sinusrhythmus registriertes spätes atriales Signal im basalen rechten Vorhof zwischen Koronarvenensinus-Ostium und Trikuspidalklappenansatz (12),

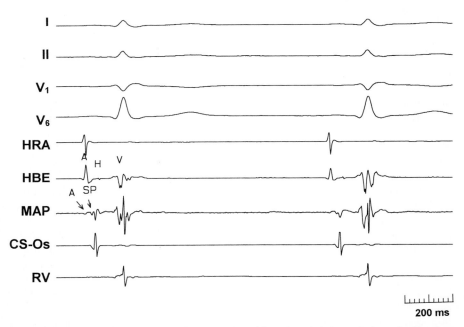

Abb. 7. EKG-Registrierung des Potentials der langsamen AV-nodalen Bahn während Sinusrhythmus. Der Mapping-Katheter befindet sich zwischen Koronarvenensinus-Ostium und Trikuspidalkappenansatz an der Basis des Kochschen Dreiecks (Abb. 8). Oberflächen-EKG-Ableitungen I, II, V₁, V₆; HRA = Ableitung aus dem hohen rechten Vorhof; HBE = Ableitung vom Hisschen Bündel; MAP = Ableitung vom Mapping-/Ablationskatheter; CS-OS = Ableitung aus dem Koronarvenensinus-Ostium; RV = Ableitung aus der rechtsventrikulären Spitze; A = atriales Signal, H = Signal vom Hisschen Bündel; SP = Signal vom „slow-pathway"

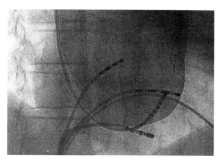 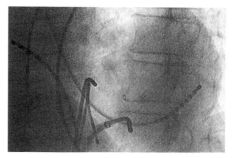

RAO 30°   **LAO 60°**

Abb. 8. Röntgenologische Darstellung der Position der diagnostischen Katheter im rechten Vorhofohr, am His-Bündel, in der rechtsventrikulären Spitze, im Koronarvenensinus sowie der Position des Ablationskatheters zwischen Koronarvenensinus-Ostium und Trikuspidalklappenansatz, dem Ort der erfolgreichen Ablation der langsamen AV-nodalen Bahn eines Patienten mit AV-Knoten-Reentry-Tachykardien. Der Ablationskatheter wird über eine lange Schleuse geführt. Links: Darstellung in RAO 30°-Projektion. Rechts: in LAO 60°-Projektion

welches nach Auftreten des normalen atrialen Signals registriert wird, und welches später auftritt als das im Koronarvenensinus-Ostium registrierte atriale Signal (Abb. 7). Ähnliche späte atriale Signale wurden auch von Haisaguerre et al. (9) beschrieben. Diese Signale stammen von langsam leitenden atrialen Muskelfasern, in welchen sich die langsam leitenden AV-nodalen Bahnen befinden. Jackman et al. (12) beschreibt das „mapping" des Ortes der atrialen Insertion der langsam leitenden Bahn: Während atypischer AV-Knoten-Reentry-Tachykardie kann der Ort frühester retrograder atrialer Aktivierung bestimmt werden, denn der Vorhof wird während dieser Tachykardien retrograd durch die langsame AV-nodale Bahn erregt. Eine weitere Möglichkeit ist die Bestimmung des Ortes der langsamen AV-nodalen Bahn während Kammerstimulation, falls die schnell retrograd leitende Bahn refraktär ist und nur die langsam leitende Bahn retrograd leitet. In der Praxis ist die VA-Leitung über die langsam leitende Bahn jedoch sehr selten zu registrieren, so daß andere Kriterien zur Plazierung des Ablationskatheters herangezogen werden. Nach Auffinden des typischen, von Jackman beschriebenen Signals („Jackman-Potential") wird dort Energie abgegeben. Andere Autoren geben rein nach anatomischer Lokalisation zwischen Koronarvenensinus-Ostium und Trikuspidalklappenring Energie ab. Kalbfleisch et al. (15) haben beide Methoden bei 50 Patienten verglichen. Bei „mapping" des Signals der langsamen Bahn als Kriterium für die Bestimmung des Ablationsortes war die Erfolgsrate 100 %, nach anatomischen Kriterien war sie 84 %, was keinem statistischen Unterschied entsprach. In der Praxis wird man folgendermaßen vorgehen: Während Sinusrhythmus wird mit dem Ablationskatheter posteroseptal zwischen Koronarvenensinus-Ostium und Trikuspidalklappenansatz ein Ort mit den für die langsam leitenden AV-nodalen Bahnen typischen späten atrialen Signalen aufgesucht (12, 24) (Abb. 8). Das Verhältnis der Amplitude des Vorhofs zur Amplitude des Kammersignals sollte 0,1–0,5 betragen; dies bedeutet, daß sich die Katheterspitze relativ nah am AV-Ring befindet (6). Abb. 8 zeigt radiologisch den typischen Ort der langsam leitenden AV-nodalen Bahn. An dieser Stelle wird während Sinusrhythmus Energie

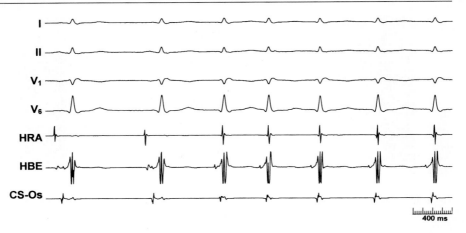

Abb. 9. Akzelerierte AV-junktionale Rhythmen während Hochfrequenz-Energieabgabe zur Ablation der langsam leitenden AV-nodalen Bahn. Der erste Schlag ist ein Sinusschlag, die Vorhofaktion des zweiten Schlages ist ebenfalls eine Sinusaktion, bei diesem Schlag jedoch ist das His-Bündel-Potential vorzeitig zu erkennen, es handelt sich hierbei bereits um eine vorzeitige junktionale Erregung. Vor allen weiteren Schlägen ist in der His-Bündel-Ableitung (HBE) ein His-Bündel-Potential zu sehen. Somit handelt es sich bei dem zweiten bis letzten abgebildeten Schlag um akzelerierte AV-junktionale Schläge. Abkürzungen s. Abb. 7

abgegeben. Als Parameter für die Energieabgabe haben sich eine Leistungsbegrenzung auf 30 Watt sowie eine Temperaturvorwahl von 70 °C über 60 s bewährt. Der Wandkontakt der Elektrode sollte so sein, daß die Temperatur mindestens 50 °C erreicht. Wegen der Dislokationsgefahr des Ablationskatheters an das Hissche Bündel muß die Kontrolle der Katheterlage während der gesamten Energieabgabe mittels Durchleuchtung erfolgen. Ein hochsensitiver, wenngleich nicht spezifischer Prädiktor für eine erfolgreiche Energieapplikation ist das Auftreten von akzelerierten junktionalen Rhythmen (27) (Abb. 9). Während der Energieabgabe ist peinlich genau auf das Auftreten eines AV-Blocks zu achten. Dann muß die Energieabgabe sofort beendet werden. Wenn AV-junktionale Rhythmen auftreten, so ist währenddessen ebenfalls sehr aufmerksam auf das Auftreten einer AV-Dissoziation zu achten und die Energieabgabe dann sofort (innerhalb von 1,5 s) zu unterbrechen (Abb. 10).

Wenn dies beachtet wird, ist die Ablation solcher Tachykardien bezüglich des Auftretens eines totalen AV-Blocks sicherer. Nach jeder Energieabgabe, bei der akzelerierte junktionale Rhythmen auftreten, wird die Induzierbarkeit der Tachykardie durch einen vor der Ablation ermittelten Stimulationsmodus überprüft. Wenn die Energieabgabe nicht erfolgreich ist, wird die Spitze des Ablationskatheters etwas nach kranial in Richtung His-Bündel verschoben und nach Registrieren des „Jackman"-Potentials erneut Energie abgegeben. Eine Energieabgabe ist erfolgreich, wenn keine Tachykardie mehr induziert werden kann. AH-Sprünge und einzelne AV-nodale Echos zeigen weiterhin eine Leitung über die langsame Bahn an, können jedoch im Hinblick auf den Therapieerfolg toleriert werden, obwohl es Berichte gibt, daß bei Patienten mit weiter nachweisbarer Leitung über die langsame Bahn (AV-nodale Echos, AH-Sprung) die Rezidivrate erhöht ist (2).

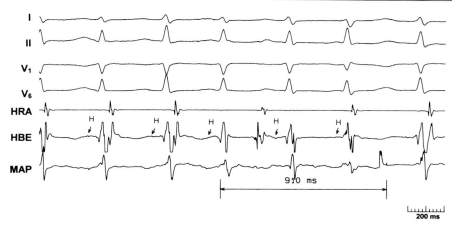

Abb. 10. AV-Dissoziation der akzelerierten AV-junktionalen Rhythmen während Energieabgabe. Während des vierten Schlages ist nach dem His-Potential nur ein QRS-Komplex, nicht aber ein atriales Signal zu sehen. Es liegt also ein VA-Block während der AV-junktionalen Rhythmen vor. Die Reaktionszeit bis zur vorzeitigen Beendigung der Energie-abgabe beträgt hier 910 ms (Intervall vom vierten Schlag bis zum Artefakt (Beendigung der Energieabgabe) in der Ableitung vom Ablationskatheter). MAP = Ablationskatheter; übrige Abkürzungen s. Abb. 7

Nach erfolgreicher Energieabgabe wird 30 min gewartet. Dann wird das gesamte Stimulationsprotokoll erneut durchgeführt. Falls keine Tachykardie auslösbar ist, wird nach Gabe eines Katecholamins das Stimulationsprotokoll wiederholt. Wenn die Tachykardie nicht induziert werden kann, ist die Ablation erfolgreich. Falls sie immer noch induzierbar ist, muß bis zum Erfolg weiter abladiert werden. Nach der Ablation erfolgt routinemäßig ein Echokardiogramm und ein EKG. Für die folgende Nacht werden die Patienten telemetrisch überwacht. Die Patienten erhalten für drei Monate nach der Maßnahme 100 mg Acetylsalicylsäure pro Tag. Wenn während der Ablation ein transitorischer AV-Block aufgetreten ist, muß der Patient bis zu einer Woche nach Ablation überwacht werden, um die Entwicklung eines totalen AV-Blocks nicht zu übersehen. In den meisten Fällen erholen sich die AV-nodalen Leitungsstrukturen nach der Ablation. Die Ablation mehrerer AV-nodaler Bahnen ist möglich. Dabei können in ungefähr der Hälfte der Fälle 2 langsame Bahnen durch die gleiche Energieabgabe abladiert werden, da die Bahnen an derselben Stelle liegen (22, 23, 25). Bei der anderen Hälfte liegt die atriale Insertion der langamen AV-nodalen Bahnen an unterschiedlichen Orten.

Die Erfolgsraten der Ablation bei AV-Knoten-Reentry-Tachykardien sind höher als bei Ablation akzessorischer Leitungsbahnen und überschreiten 90 % der Fälle (7, 9, 12, 14–17, 19). Die Komplikationsraten sind bis auf eine Besonderheit ähnlich denen bei der Ablation anderer Tachykardien (10). Naturgemäß ist die Rate des totalen AV-Blocks bei Ablation im Bereich des AV-Knotens höher als bei der Ablation anderer supraventrikulärer Tachykardien. In dem europäischen Register, in dem 1993 die Komplikationen von 50 europäischen Zentren durch Hindricks et al. vorgestellt wurden, betrug die Rate des totalen AV-Blocks bei Ablation der schnellen Bahn 6,2 %, diejenige bei Ablation der langsamen Bahn 2,0 %. Das Auftreten eines Rezidivs nach Ablation wird mit bis zu 9,4 % angegeben (19, 26). In diesem Fall sollte erneut abladiert werden.

Literatur

1. Anderson RH, Ho SY (1998) The architecture of the sinus node, the atrioventricular conduction axis, and the internodal atrial myocardium. J Cardiovasc Electrophysiol 9: 1233–1248
2. Baker JH, Blumb VJ, Epstein AE, Kay GN (1994) Predictors of recurrent atrioventricular nodal reentry after selective slow pathway ablation. Am J Cardiol 73: 765–769
3. Bogun F, Knight B, Weiss R, Bahu M, Goyal R, Harvey M, Daoud E, Man KC, Strickberger SA, Morady F (1996) Slow pathway ablation in patients with documented but noninducible paroxysmal supraventricular tachycardia. J Am Coll Cardiol 28: 1000–1004
4. Centurion DA, Isomo S, Hanyano M, Yano K. (1994) Evidence of quadruple anterograde atrioventricular nodal pathways in a patient with atrioventricular node reentry. J Electrocardiol 27: 71–78
5. Denes P, Wu D, Dhingra RC (1973) Demonstration of dual A-V nodal pathways in patients with paroxysmal supraventricular tachycardia. Circulation 48: 549–555
6. Despande S, Jazayeri M, Dhala A, Blanck Z, Sra J, Bremner S, Akhtar M (1994) Selective transcatheter modification of the atrioventricular node. In: Zipes DP (Hrsg) Catheter Ablation of Arrhythmias. Armonk: Futura Publishing Co Inc. New York, S 151–186
7. Epstein LM, Lesh MD, Griffin JC, Lee RJ, Scheinman MM (1995) A direct midseptal approach to slow atrioventricular nodal pathway ablation. PACE 18: 57–64
8. Goldreyer BN, Damato AN (1971) The essential role of atrioventricular conduction delay in the initiation of paroxysmal supraventricular tachycardia. Circulation 43: 679–687
9. Haissaguerre M, Gaita, F, Fischer B, Commenges D, Montserrat P, d'Ivernois C, Lemetayer P, Warin JF (1992) Elimination of atrioventricular nodal reentrant tachycardia using discrete slow potentials to guide application of radiofrequency energy. Circulation 85: 2162–2175
10. Hindricks G (1993) The Multicentre European Radiofrequency Survey (MERFS): Complications of radiofrequency catheter ablation of arrhythmias. Eur Heart J 14: 1644–1653
11. Hirao K, Otomo, K Wang X, Beckman KJ, McClelland JH, Widman L, Gonzales MD, Arruda M, Nakagawa H, Lazzara R, Jackman WM (1996) Para-hisian pacing – A new method for differentiating retrograde conduction over an accessory AV pathway from conduction over the AV node. Circulation 94: 1027–1035
12. Jackman WM, Beckman KJ, McClelland HJ, Wang X, Friday KJ, Roman CA, Moulton KP, Twidale N, Hazlitt HA, Prior MI, Oren J, Overhold ED, Lazarra R (1992) Treatment of supraventricular tachycardia due to atrioventricular nodal reentry by radiofrequency catheter ablation of slow pathway conduction. N Engl J Med 327: 313–318
13. Jackman WM, Nakagawa H, Heidbüchel H, Beckman K, McClelland J, Lazzara R (1995) Three forms of atrioventricular nodal (junctional) reentrant tachycardia: Differential diagnosis, electrophysiological characteristics, and implications for anatomy of the reentrant circuit. In: Zipes DP, Jalife J (Hrsg) Cardiac electrophysiology. From cell to bedside. WB Saunders, Philadelphia London Toronto Montreal Sydney Tokyo, S 620–637
14. Jazayeri MR, Hempe SL, Sra JS, Dhala AA, Blanck Z, Despande SS, Avitall B, Krum DP, Gilbert CJ, Akhtar M (1992) Selective transcatheter ablation of the fast and slow pathways using radiofrequency energy in patients with atrioventricular nodal reentrant tachycardia. Circulation 85: 1318–1328
15. Kalbfleisch SJ, Strickberger SA, Williamson B, Vorperioan VR, Man C, Hummel JD, Langberg JJ, Morady F (1994) Randomized comparison of anatomic and electrogram mapping approaches to ablation of the slow pathway of atrioventricular node reentrant tachycardia. J Am Coll Cardiol 23: 716–723
16. Kay GN, Epstein AE, Dailey SM, Plumb VJ (1992) Selective radiofreqency ablation of the slow pathway for the treatment of atrioventricular nodal reentrant tachycardia. Circulation 85: 1675–1688
17. Kottkamp H, Hindricks G, Willems S, Chen X, Reinhardt L, Haverkamp W, Breithardt G, Borggrefe M (1995) An anatomically and electrogram-guided stepwise approach for effective and safe catheter ablation of the fast pathway for elimination of atrioventricular node reentrant tachycardia. J Am Coll Cardiol 25: 974–981

18. McGuire MA, Yip ASB, Lau KC, Lo CW, Richards DA, Uther JB, Ross DL (1994) Posterior ("atypical") atrioventricular junctional reentrant tachycardia. Am J Cardiol 73: 469–477

19. Pfeiffer D, Tebbenjohanns J, Schumacher B, Jung W, Lüderitz B (1994) Methoden, Topographie und Mechanismen der Radiofrequenzablation von AV-Knoten-Reentry-Tachykardien. Z Kardiol 83: 877–886

20. Sellers TD Jr, Gallagher JJ, Cope DG, Tonkin AM, Wallace AG (1976) Retrograde atrial preexcitation following premature ventricular beats during reciprocation tachycardia in the Wolff-Parkinson-White syndrome. Eur J Cardiol 4: 283–294

21. Sung RJ, Styperek JL, Myerburg RF Castellanos A (1978) Initiation of two distinct forms of atrioventricular nodal reentrant tachycardia during programmed ventricular stimulation in man. Am J Cardiol 42: 404–415

22. Tai CT, Chen SA, Chiang CE, Cheng CC, Chiou CW, Lee SH, Ueng KC, Wen ZC, Chang MS (1996) Electrophysiologic characteristics and radiofrequency catheter ablation in patients with multiple atrioventricular nodal reentry tachycardias. Am J Cardiol 77: 52–58

23. Tai CT, Chen SA, Chiang CE, Lee SH, Chiou CW, Ueng KC, Wen ZC, Chen YJ, Chang MS (1996) Multiple anterograde atrioventricular node pathways in patients with atrioventricular node reentrant tachycardia. J Am Coll Cardiol 28: 725–731

24. Tebbenjohanns J, Pfeiffer D, Schumacher B, Manz M, Lüderitz B (1995) Impact of the local atrial electrogram in AV nodal reentrant tachycardia: Ablation versus modification of the slow pathway. J Cardiovasc Electrophysiol 6: 245–251

25. Ueng KC, Chen SA, Chiang CE, Tai CT, Lee SH, Chiou CW, Wen ZC, Tseng CJ, Chen YJ, Yu WC, Chen CY, Chang MS (1996) Dimension and related anatomical distance of Koch's triangle in patients with atrioventricular nodal reentrant tachycardia. J Cardiovasc Electrophysiol 7: 1017–1023

26. Weismüller P, Großmann G, Nagenrauft S, Thamasett S, Wierse G, Hombach V (1996) Modifikation des AV-Knotens bei AV-Knoten-Reentry-Tachykardien – Langzeit-Verhalten der AV-Knoten-Bahnen. Z Kardiol 85 (Suppl. 5): 62

27. Williamson B, Hasse C, Kalbfleisch S, El-Atassi R, Calkins H, Morady F, Langberg JJ (1992) Predictors of successful radiofrequency catheter ablation of the slow AV nodal pathway. Circulation 86: I-520

28. Wu D, Yeh SJ, Wang CC, Wen MS, Lin FC, Gung C (1994) Double loop figure-of 8-reentry as the mechanism of multiple atrioventricular node reentry tachycardias. Am Heart J 127: 83–95

Anschrift des Verfassers:
Priv.-Doz. Dr. med. Peter Weismüller
Medizinische Klinik II (Schwerpunkte Kardiologie und Angiologie)
Universitätsklinik Marienhospital, Ruhr-Universität Bochum
Hölkeskampring 40
44625 Herne
Tel.: 0 23 23 / 4 99-16 01
Fax: 0 23 23 / 4 99-3 01
e-mail: Peter.Weismueller@ruhr-uni-bochum.de

(Fokale) atriale Tachykardien

E. Hoffmann, P. Nimmermann, C. Reithmann, F. Elser, T. Remp, K. Finkner,
G. Steinbeck

Medizinische Klinik I, Klinikum Großhadern, Ludwig-Maximilians-Universität
München

Einführung

Die Prävalenz atrialer Tachykardien beträgt 10–15 % bei Patienten mit regelmäßigen anhaltenden supraventrikulären Tachykardien. Atriale Tachykardien sind häufig medikamentös therapierefraktär und die Anzahl von Patienten mit atrialen Tachykardien und einer Indikation für eine Radiofrequenz-Katheterablation nimmt zu. Endokardiales Kathetermapping ist eine wichtige Voraussetzung für das Verständnis der Arrhythmiemechanismen und für die möglichst genaue Lokalisierung der erfolgreichen Ablationsstelle (4, 7). Bei allen fokalen Tachykardien entspricht das arrhythmogene Substrat dem am frühesten erregten Myokardbereich. Es kann sich aber als sehr schwierig und zeitaufwendig erweisen, die lokalen Aktivierungszeiten räumlich den anatomischen Strukturen zuzuordnen. Neben verschiedenen elektrophysiologischen Methoden des Aktivierungsmappings werden neue Mappingtechnologien verwendet, um die Lokalisierung des arrhythmogenen Substrats zu vereinfachen, so daß selbst komplexe Tachykardien erfolgreich abladierbar werden. Das elektroanatomische Mapping mit dem CARTO-System setzt eine konventionelle elektrophysiologische Diagnostik voraus und erlaubt dann eine farbkodierte räumliche Zuordnung der atrialen Aktivierungszeiten. Wir untersuchten die Anwendbarkeit und Sicherheit dieser neuen elektromagnetischen Mapping- und Ablationstechnologie bei rechts und links (fokalen) atrialen Tachykardien.

Konventionelles Mapping

Im Rahmen der konventionellen invasiven elektrophysiologischen Untersuchung atrialer Tachykardien werden EKG-Registrierungen von verschiedenen rechts und links atrialen Katheterpositionen durchgeführt. Bei fokalen atrialen Tachykardien wird in erster Linie ein Aktivierungs-Mapping, seltener ein Pace-Mapping durchgeführt. Beim Pace-Mapping wird mit einer in etwa der Tachykardiefrequenz entsprechenden Zykluslänge stimuliert, und am Ort des Tachykardieursprungs kann die P-Wellen-Morphologie der atrialen Tachykardie reproduziert werden. Beim Aktivierungs-Mapping unterscheidet man „beat-to-beat"-Mapping mit einer simultanen Akquisition von Elektrogrammen von einer Vielzahl anatomischer Punkte mit Hilfe von Multielektrodenkathetern und „sequentielles" Mapping. Beim zweiten werden mit 1 bzw. 2 Elektrodenkathetern die Aktivierungszeiten endokardialer Elektrogrammen nacheinander an verschiedenen anatomischen Regionen im Vergleich zu einem Referenzelektrogramm bestimmt (Beginn der P-Welle im Oberflächen-EKG, CS-Signal). Neben diesen konventionellen Mapping-Methoden werden neue Mapping-Technologien, wie z.B. das elektroanatomische Mapping mit dem CARTO-System eingesetzt, um die Lokalisierung des arrhythmogenen Substrats bei fokalen Tachykardien zu präzisieren und zu vereinfachen.

CARTO-Mapping

Das Mappingsystem (CARTO™) besteht aus drei Elektromagneten (M1, M2, M3), die dreieckförmig unter dem Untersuchungstisch befestigt sind und an denen durch anliegende Wechselspannungen 3 magnetische Wechselfelder entstehen (0.05–0.2 Gauss). In der Katheterspitze der Untersuchungs-Katheter (Navistar, Cordis-Webster, J&J) ist ein passiver Sensor aus 3 senkrecht zueinander angeordneten Spulen proximal der Ablationselektrode integriert. Befindet sich der Katheter innerhalb der magnetischen Wechselfelder, so wird an jeder Spule eine meßbare Spannung induziert. Mit Hilfe mathematischer Algorithmen kann daraus die magnetische Flußdichte an der Katheterspitze und die Entfernung des Sensors von den 3, unter dem Untersuchungstisch befestigten Elektromagneten (D1, D2, D3) bestimmt werden. Um Bewegungs- und Atmungsartefakte auszuschließen, wird jede Position des Mappingkatheters bezüglich den gleichbleibenden Koordinaten eines während der gesamten Untersuchung in fester Position liegenden Referenzkatheters errechnet und die Katheterspitze am Bildschirm in 6 Freiheitsgraden dargestellt. Anhand der gemappten Punkte wird die jeweilige Herzhöhle rekonstruiert, wobei es sich hierbei nicht um eine anatomische Abbildung handelt, sondern immer nur um eine dreidimensionale Rekonstruktion, deren Genauigkeit abhängig von der Anzahl der Katheterpositionen und der Entfernung zwischen den gemappten Punkten ist. Gleichzeitig wird während des Mappings die Aktivierungssequenz realtime farbkodiert dargestellt und dem anatomischen Map zugeordnet. Zur Analyse des lokalen Mapping- und Referenzsignals wird der Zeitpunkt der lokalen Aktivierung (Annotation) vor jeder Mappinguntersuchung je nach der Morphologie der intrakardialen Elektrogramme individuell definiert. Es kann zwischen maximaler Amplitude, maximaler Aufstrichgeschwindigkeit, minimaler Amplitude und minimaler Aufstrichgeschwindigkeit gewählt werden. Bei gleichbleibender Morphologie des Referenzsignals wechselt die EKG-Morphologie des Mappingkatheters je nach Katheterposition und muß während oder nach der Untersuchung auf seine Richtigkeit überprüft und die Annotation ggf. manuell korrigiert werden. Die Aktivierungszeit jedes gemappten Punktes wird in Relation zu dem gleichbleibenden Referenzsignal bestimmt und farbkodiert dargestellt (1, 6). Rot entspricht hierbei der frühesten lokalen Vorhoferregung, dunkelblau und violett der spätesten.

CARTO-Kriterien zur Differenzierung des Tachykardie-Mechanismus

Die meisten Makroreentry-Tachykardien und fokalen Tachykardien können bereits durch konventionelles Mapping eindeutig voneinander differenziert werden.

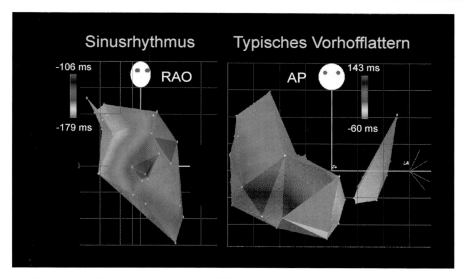

Abb. 1. Sequentielles Aktivierungsmapping mit dem CARTO-System. Auf der linken Seite ein CARTO-Map des rechten Vorhofs während Sinusrhythmus in RAO-Ansicht. Die früheste Aktivierung, farbkodiert rot dargestellt, an der lateralen Wand unterhalb der Einmündung der V. cava superior (physiologischer Aktivitätsfokus Sinusknoten). Auf der rechten Seite ein CARTO-Map des rechten Vorhofs und Koronarsinus während typischem Vorhofflattern in AP-Ansicht. Typisch für die Makroreentry-Erregung die enge Nachbarschaft von frühester (rot) und spätester (violett) Aktivierung.

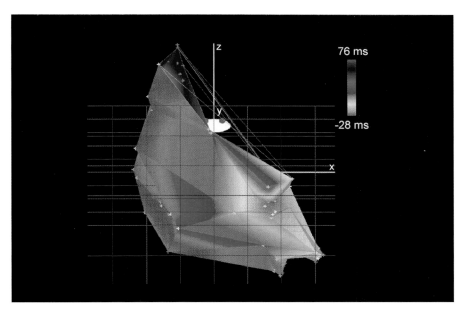

Abb. 2. CARTO-Map mit Blick von anterior und inferior auf den Boden des rechten Vorhofs während fokaler Tachykardie. Der Fokus (farbkodiert rot) ist inferior in posteroseptaler Richtung lokalisiert. Typisch die kontinuierliche Erregungsausbreitung in alle Richtungen.

CARTO-Mapping erlaubt hierbei eine dreidimensionale, farbkodierte Visualisierung der verschiedenen Mechanismen. Während sich bei Makroreentry-Tachykardien die früheste (farbkodiert rot) und späteste (farbkodiert violett) Erregung in direkter anatomischer Nachbarschaft befinden sind diese bei fokalen Tachykardien mit einer kontinuierlichen Erregungsausbreitung in alle Richtungen maximal voneinander entfernt. Abb. 1 verdeutlicht dies an 2 Beispielen: Sinusrhythmus (links dargestellt) als physiologische fokale Aktivierung des rechten Vorhofs und typisches Vorhofflattern (rechts dargestellt) als Beispiel einer Makroreentry-Tachykardie. Während Sinusrhythmus findet sich die früheste, rot dargestellte Vorhof-Aktivierung am Übergang V. cava superior/rechter Vorhof, wo man den Sinusknoten als physiologischen Erregungsfokus erwarten würde. Die Erregungsausbreitung erfolgt kontinuierlich in alle Richtungen bis zum sehr spät erregten Trikuspidalring und Koronarsinuseingang. Bei einer Zykluslänge von 780 ms findet man hier die für fokale Erregungen typische sehr kurze rechtsatriale Aktivierungszeit von 73 ms. Im Gegensatz dazu ist auf der rechten Seite bei typischem Vorhofflattern die farbkodierte kreisförmige Erregungssequenz gut erkennbar. Früheste und späteste Aktivierung sind im Isthmus-Bereich direkt benachbart. Die rechtsatriale Aktivierungssequenz (203 ms) entspricht hierbei, als typisches Charakteristikum von Makroreentry-Tachykardien, der Tachykardie-Zykluslänge (220 ms).

Ergebnisse und typische Befunde

33 konsekutive Patienten (11 Männer, 22 Frauen, Alter 51 ± 14 Jahre) mit 38 rechts- und linksatrialen Tachykardien wurden konventionell elektrophysiologisch und mit dem CARTO-System untersucht. Klinische Symptome bestanden im Mittel seit 11 Jahren, durchschnittlich waren 3 antiarrhythmische Medikamente vor der invasiven Untersuchung als ineffektiv beurteilt worden. 28 Tachykardien waren im rechten Vorhof und 10 Tachykardien im linken Vorhof lokalisiert. Der Mechanismus ließ sich als Makroreentry bei 9 Tachykardien, junktional bei einer Tachykardie und fokal bei 28 Tachykardien definieren. Wir führten 33 Mappinguntersuchungen innerhalb des rechten Vorhofs und 5 Mappinguntersuchungen nach transseptaler Punktion innerhalb des linken Vorhofs mit dem CARTO-System durch. Die reine Mappingzeit betrug durchschnittlich 26 min und im Mittel wurden 74 verschiedene Katheterpositionen pro Map akquiriert. Abb. 2 zeigt die Aktivierungssequenz während fokaler atrialer Tachykardie (CL 471 ms) einer 65jährigen Patientin mit seit 6 Monaten bestehenden, zuletzt täglich auftretenden klinischen Tachykardien mit stark ausgeprägten Schwindelgefühlen. Der Fokus (farbkodiert rot dargestellt) konnte im rechten Vorhof posteroseptal und inferior lokalisiert und an dieser Katheterposition erfolgreich abladiert werden. 106 Punkte wurden im rechten Vorhof gemappt, die gesamte rechtsatriale Aktivierungszeit betrug 104 ms. Die reine Mappingzeit mit dem CARTO-System betrug nur 10 min.

Bei 5 Patienten mit fokaler links atrialer Tachykardie führten wir keine transseptale Punktion und Ablation durch. 83 % der fokalen atrialen Tachykardien, einschließlich der transseptal punktierten links atrialen Foci, die junktionale Tachykardie und 70 % der Makroreentry-Tachykardien konnten primär erfolgreich abladiert werden. Es traten keine Komplikationen während der Untersuchung auf.

Diskussion

Die Radiofrequenz Katheterablation ist eine sichere und effektive Therapie rechts und links atrialer fokaler Tachykardien. Zur Lokalisation der Foci im rechten und linken Vorhof wird in erster Linie das Aktivierungsmapping eingesetzt. Bei einer Untersuchung unterschiedlicher Mapping-Strategien bei 48 Patienten mit 52 Foci konnten 10 linksseitige und 36 rechtsseitige Foci bei 44 Patienten nach Aktivierungsmapping im bipolaren Lokalelektrogramm und morphologischer Beurteilung der unipolaren Elektrogramme (QS-Komplex) erfolgreich abladiert werden (8). Konventionelles elektrophysiologisches Mapping atrialer Tachykardien kann jedoch sehr komplex und zeitaufwendig sein, vor allem, wenn multiple Foci vorliegen oder eine transseptale Punktion notwendig ist, so daß neuere Mapping-Verfahren entwickelt und bereits klinisch eingesetzt werden. Die neue elektroanatomische Mapping-Technologie CARTO erlaubt eine farbkodierte dreidimensionale Visualisierung der endokardialen Aktivierungssequenz in Relation zu den anatomischen Strukturen. Verschiedene Untersuchungen (2,3,5) zeigten bereits, daß bei fokalen rechts und links atrialen Tachykardien das CARTO-System die Lokalisierung und Ablation des arrhythmogenen Substrats erleichtert und präzisiert und somit die Ablation komplexer fokaler Tachykardien verbessert.

Literatur

1. Gepstein L, Hayam G, Ben-Haim SA (1997) A novel method for nonfluoroscopic catheter-based electroanatomical mapping of the heart. In vitro and in vivo accuracy results. Circulation 95 (6): 1611–1622
2. Hoffmann E, Reithmann C, Nimmermann P, Remp T, Ben-Haim S, Steinbeck G (1997) Electro-anatomic mapping of atrial activation during atrial tachycardia. PACE 20 (2): 384
3. Kottkamp H, Hindricks G, Breithardt G, Borggrefe M (1997) Three-dimensional electro-magnetic catheter technology: Electroanatomical mapping of ectopic atrial tachycardia. J Cardiovasc Electrophysiol (8): 1332–1337
4. Lesh MD, Van Hare GF, Epstein LM, Fitzpatrick AP, Scheinman MM, Lee RJ, Kwasman MA, Grogin HR, Griffin JC (1994) Radiofrequency catheter ablation of atrial arrhythmias. Circulation 89: 1074–1089
5. Marchlinski F, Callans D, Gottlieb C, Rodriguez E, Coyne R, Kleinman D (1998) Magnetic electranatomical mapping for ablation of focal atrial tachycardias. PACE 21: 1621–1635
6. Nimmermann P, Hoffmann E, Reithmann C, Remp T, Steinbeck G (1998) Elektroanatomisches Mapping der sinuatrialen Aktivierung: Erste Erfahrungen mit dem neuen Mappingsystem CARTO™. Z Kardiol 87: 227–232
7. Poty H, Saoudi N, Haissaguerre M, Abdou D, Clementy J, Letac B (1996) Radiofrequency catheter ablation of atrial tachycardias. Am Heart J 131 (3): 481–489
8. Weiß C, Willems S, Cappato R, Kuck KH, Meinertz T (1998) Hochfrequenzstromablation von ektopen atrialen Tachykardien. Unterschiedliche Mapping-Strategien zur Lokalisation rechts- und linksseitiger Ursprungsorte. Herz 23 (4): 269–279

Für die Verfasser:
PD Dr. Ellen Hoffmann
Medizinische Klinik I, Klinikum Großhadern
Marchioninistr. 15
81377 München
Tel.: 0 89 / 70 95-22 29
Fax: 0 89 / 70 95-22 24

Vorhofflattern

S. Thamasett

Abteilung Innere Medizin II, Medizinische Klinik und Poliklinik der Universität Ulm

Vorhofflattern ist eine häufige supraventrikuläre Herzrhythmusstörung, die durch medikamentöse Therapie meist nur schwierig zu beherrschen ist. Bei hospitalisierten Patienten tritt Vorhofflattern mit einer Häufigkeit von 1:83 bis 1:238 auf. Deshalb stellt die in den letzten Jahren in den Vordergrund gerückte Katheterablationsbehandlung eine sehr wichtige Ergänzung in der Therapie des Vorhofflatterns dar (5, 7). Mittlerweile ist die Hochfrequenzkatheterablation von typischem Vorhofflattern die Therapie der ersten Wahl. Vorhofflattern unmittelbar postoperativ aufgetreten oder hervorgerufen durch reversible Ursachen wie z.B. Schilddrüsenüberfunktion oder Elektrolytentgleisungen stellt jedoch eine Kontraindikation zur Ablationsbehandlung dar. Bereits in den 60er Jahren (18) konnte gezeigt werden, daß dem Vorhofflattern ein intraatrialer Makroreentry zugrunde liegt. Die Ursachen für die Entstehung von Vorhofflattern sind mannigfaltig. In 28 % liegt eine koronare Herzerkrankung zugrunde, die arterielle Hypertonie ist bei 27 % die Ursache für Vorhofflattern, in 23 % scheint eine Kardiomyopathie für das Vorhofflattern verantwortlich zu sein. Mitralklappenvitien sind in 14 % der auslösende Mechanismus für Vorhofflattern. In weiteren 8 % liegt bei fehlender struktureller Herzerkrankung ideopathisches Vorhofflattern zugrunde (3). Die Terminologie des Vorhofflatterns ist derzeit sehr uneinheitlich. Es werden die unterschiedlichsten Bezeichnungen wie klassisch, gewöhnlich, typisch, entgegen dem Uhrzeigersinn, Typ I oder orthodrom synonym verwendet. Singer schlägt folgende sich immer mehr durchsetzende substratsbezogende Klassifikation atrialer Tachykardien vor (Tabelle 1) (13).

Vorhofflattern wird in typisches und atypisches Vorhofflattern unterteilt. Unter typischem Vorhofflattern versteht man, daß der rechtsatriale Makroreentry durch den Isthmus zwischen Vena cava inferior und Trikuspidalklappenring läuft. Atypisches Vorhofflattern ist dadurch charakterisiert, daß es nicht durch den Isthmus läuft. Der Isthmus stellt beim typischen Vorhofflattern die Zone der verlangsamten Leitung dar (16). Typisches Vorhofflattern wird weiter nach seiner sequentiellen Erregung des rechten Vorhofs unterteilt. Typisches Vorhofflattern im Uhrzeigersinn (clockwise) erregt das Septum in kraniokaudaler Richtung, durchläuft den Isthmus und läuft entlang der Christa terminalis die freie rechte Wand in kaudokranialer Richtung. Die P-Wellen im Oberflächen-EKG sind in den Ableitungen II, III und V_1 positiv. Bei dem sehr viel häufigeren typischen Vorhofflattern entgegen dem Uhrzeigersinn (counter clockwise) liegt eine sequentielle Erregung am Septum in kaudocranialer Richtung sowie eine Erregung der rechten freien atrialen Wand in kraniokaudaler Richtung entlang des Christa terminalis vor. Im Oberflächen-EKG ist diese Art von Vorhofflattern durch die typische sägezahnartige Konfiguration der P-Wellen erkennbar, welche in den inferioren Ableitungen II, III und aVF negativ sind (Abb. 1).

Tabelle 1. Substratbezogene Einteilung atrialer Tachykardien (nach M. Lesh)

I	Fokale atriale Tachykardien	A)	Atriale Tachykardien mit dem Ursprung im Bereich der Crista terminalis
		B)	Atriale Tachykardien mit dem Ursprung im Bereich der Pulmonalvenen
		C)	Atriale Tachykardien mit dem Ursprung im Bereich des Septums
		D)	Andere fokale atriale Tachykardien
II	Atriale Makro-Reentry-Tachykardien	A)	Typisches Vorhofflattern – gegen den Uhrzeigersinn – im Uhrzeigersinn
		B)	Atypisches Vorhofflattern
		C)	Atriale Inzisionstachykardien
III	Vorhofflimmern		Fokales Vorhofflimmern Rechtsseitiges Vorhofflimmern Linksseitiges Vorhofflimmern
IV	Syndrom der inadäquaten Sinustachykardie		

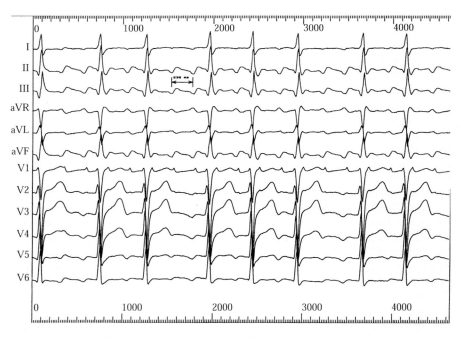

Abb. 1. 12-Kanal-Oberflächen-EKG eines typischen Vorhofflatterns im Gegenuhrzeigersinn, mit negativen sägezahnartigen P-Wellen in den Ableitungen II, III und aVF

Atypisches Vorhofflattern hingegen durchläuft nicht den Isthmus, der Reentry kreist hierbei entweder um myokardiales Narbengewebe oder im linken Vorhof. Die Vorhoffrequenz liegt bei beiden Arten des Vorhofflatterns zwischen 240 und 170 ms, es ist jedoch eine große Varianz der atrialen Zykluslänge von 200–400 ms beschrieben (3), so daß die Einteilung der atrialen Tachykardien auf Grund ihrer Frequenz sehr ungenau ist. In den überwiegenden Fällen zieht der Reentry-Kreis beim Vorhofflattern durch den Isthmus zwischen Vena cava inferior und Trikuspidalklappenring. Er stellt die anatomische Barriere und damit die Zone der verlangsamten Erregungsleitung des Reentry-Kreises dar. Der kraniale Anteil des Reentry-Kreises hingegen ist nur sehr ungenau bekannt, so daß hier derzeit mittels konventioneller Ablationsmethoden keine guten Interventionsmöglichkeiten bestehen. Die klinische Symptomatik der Patienten mit Vorhofflattern hängt ganz wesentlich von der atrioventrikulären Überleitung und der jeweiligen zugrundeliegenden Herzerkrankung ab. Eine 1:1-Überleitung kann mit Synkopen bis hin zum plötzlichen Herztod assoziiert sein. Ferner ist der Übergang von Vorhofflattern in Vorhofflimmern häufig beschrieben. Aber auch der umgekehrte Weg, daß sich Vorhofflimmern regularisiert und in Vorhofflattern übergeht, ist nicht selten. Der genaue pathophysiologische Zusammenhang zwischen Vorhofflattern und Vorhofflimmern ist jedoch bislang noch unbekannt (8). Durch die Ablation von Vorhofflattern kann das erneute Auftreten von Vorhofflimmern bei ca. 40–50 % der Patienten mit vorher dokumentiertem Vorhofflimmern verhindert werden.

Um Vorhofflattern erfolgreich abladieren zu können, ist folgendes schrittweise Vorgehen empfehlenswert:
- Untersuchung der elektrophysiologischen Standardparameter
  - Sinusknotenerholungszeiten
  - Effektive Refraktärzeiten
  - Wenckebachpunkte
- Bestimmung der intraatrialen Leitungszeiten vor und nach Ablation
  - bei Stimulation im Koronarsinus Ostium
  - bei Stimulation im niedrigen rechten Vorhof
- Induktion von Vorhofflattern
- Charakterisierung des intraatrialen Reentry-Kreises
- Nachweis, daß der Reentry-Kreis durch den Isthmus läuft
  - Entainment Mapping
- Durchführen der Ablationsbehandlung
- Nachweis des bidirektionalen Block im Isthmus
- Erneute Kontrolle des bidirektionalen Blocks
- 30 min nach Ablation mit und ohne Katecholaminprovokation
Die oben aufgeführten Schritte werden nun im einzelnem erläutert.

Untersuchung der standardmäßig zu bestimmenden elektrophysiologischen Parameter

Die Untersuchung der elektrophysiologischen Routineparameter dient einerseits dazu, keine andere Herzrhythmusstörung zu übersehen, andererseits wird durch die anfängliche Bestimmung dieser Parameter ein Vergleich mit den Meßwerten nach der Ablation ermöglicht. So können evtl. Veränderungen durch die Ablationsbehandlung wie z.B. eine auftretende Verlängerung der atrioventrikulären Überleitung durch versehentliche Beschädigung der AV-Knoten-Strukturen rechtzeitig erkannt werden. Nur so kann der gesamte Effekt der Ablation genau bestimmt und evtl. auftretende Komplikationen rechtzeitig erkannt werden. Zu den üblicherweise bestimmten Parametern bei einer Vorhofflatterablation gehört die Bestimmung der Sinusknotenerholungszeit bei mindestens 3 Basiszykluslängen, die Bestimmung der effektiven atrialen und atrioventrikulären Refraktärzeit, des atrioventrikuläre Wenckebachpunktes und des ventrikuloatriale Wenckebachpunktes.

Bestimmung der intraatrialen Leitungszeiten

Durch Stimulation im Koronarsinusostium und Messung der Leitungszeit sowohl zum hohen rechten Vorhof als auch zum niedrigen rechten Vorhof kann die intraatriale Erregungszeit gemessen werden. Bei der Stimulation im Koronarsinusostium läuft die Erregung zum einen das Septum in kaudokranialer Richtung entlang zum hohen rechten Vorhof, zum anderen auch bei fehlender septal-lateraler Blockierung durch den Isthmus zum niedrigen rechten Vorhof (Abb. 2). Außerdem wird im niedrigen rechten Vorhof stimuliert und die Leitungszeiten über die freie Lateralwand und das Septum in kraniokaudaler Richtung erregend zum His-Bündel sowie über den Isthmus zum Koronarsinusostium bestimmt. Die Leitungszeiten vom niedrigen rechten Vorhof zum Koronarsinusostium liegen bei fehlendem lateroseptalem Block bei ca. 60 ± 17 ms (9). Die mittleren Leitungszeiten zum niedrigen rechten Vorhof (9) ohne vorhandene Isthmusblockierung liegen für die Stimulation im Koronarsinusostium bei 71 ± 18 ms und zum hohen rechten Vorhof bei 101 ± 13 ms. Nach erfolgreicher Ablation, d.h. elektrischer Durchtrennung des Isthmus zwischen V. cava inferior und Trikuspidalklappenanulus verlängert sich die jeweils vor Ablation durch den Isthmus gelaufene Leitungszeit. Bei Koronarsinusstimulation verlängert sich die Leitungszeit auf 133 ± 23 ms zum niedrigen rechten Vorhof, da die Erregung nun über das Septum und die freie Lateralwand laufen muß, um den niedrigen rechten Vorhof zu erreichen. Die Leitungszeit vom Koronarsinusostium zum hohen rechten Vorhof hingegen bleibt mit 100 ± 18 ms unverändert. Bei der Stimulation im niedrigen rechten Vorhof verlängert sich die Leitungszeit zum Koronarsinusostium bei geschaffenem Isthmusblock auf 125 ± 25 ms durch Umleitung der Erregung über die Lateralwand und das Septum zum Eingang des Koronarsinus. Die Leitungszeit zum His-Bündel bleibt hingegen erwartungsgemäß mit 83 ± 11 ms unverändert.

Im nächsten Schritt wird versucht, das Vorhofflattern zu induzieren. Dies ist notwendig, um die Diagnose Vorhofflattern zu bestätigen und die zugrundeliegende Herzrhythmusstörung sicher gegenüber anderen atrialen Tachykardien sowie grobem Vorhofflimmern abgrenzen zu können.

Charakterisierung des intraatrialen Reentry-Kreises

Negative Vorhofflatterwellen in den Ableitungen II, III und aVF deuten in den meisten Fällen auf einen Reentry-Kreis im rechten Vorhof hin, welcher entgegen

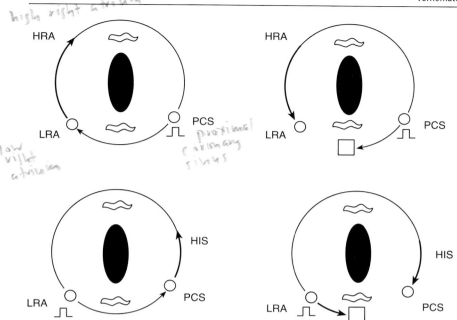

Abb. 2. Schema zur Bestimmung der intraatrialen Leitungszeit nach C. Reithmann. Links vor Ablation, rechts nach Ablation mit komplettem Isthmusblock. Oben bei Stimulation im proximalem Koronarsinus (PSC), unten bei Stimulation im niedrigen linken Vorhof (LRA). Gemessen wird die intraatriale Leitungszeit zum His-Bündel (HIS), hohen rechten Vorhof (HRA) und zwischen Stimulationsort und dem Isthmus gegenüberliegende Stelle.

dem Uhrzeigersinn läuft. Neben dieser Möglichkeit, die Erregungsausbreitung bereits am Oberflächen-EKG zu erkennen, sollte die tatsächliche sequentielle intraatriale Erregungsausbreitung bestimmt werden. Hierzu verwendet man am besten einen 16–20 polaren Elektrodenkatheter, welcher vom hohen Septum über die Christa terminalis bis zum Ostium des Koronarsinus verläuft (15). Mit Hilfe dieses Katheters können weite Bereiche des rechten Vorhofes abgedeckt werden und durch seine hohe Elektrodendichte die elektrische Aktivität und deren kontinuierliche Ausbreitung in eine Richtung nachvollzogen werden (2) (Abb. 3).

Bei einem wie oben beschrieben plazierten Katheter und frühester elektrischer Erregung an den Ableitungen der proximalen Elektroden, handelt es sich um Vorhofflattern entgegen dem Uhrzeigersinn. Bei frühester Erregung in den Ableitungen 1/2 (distales Katheterende am Koronarsinusostium) und sequentieller Erregung der folgenden Elektrodenpaare handelt es sich um Vorhofflattern im Uhrzeigersinn.

Nachweis, daß der Reentry-Kreis durch den Isthmus läuft

Wie oben erwähnt, durchläuft nur der Makroreentry-Kreis des typischen Vorhofflatterns den Isthmus, so daß eine Isthmusablation auch nur bei dieser Art des

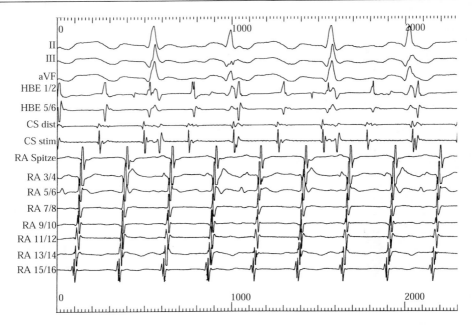

Abb. 3. Vorhofflattern im Gegenuhrzeigersinn mit intrakardialen Ableitungen. Früheste Erregung des multipolaren Vorhofkatheter distal. HBE = Ableitungen des His-Bündels; CS = Ableitungen des Koronarsinus; RA = Ableitungen des multipolaren Katheters im rechten Vorhof

Vorhofflatterns zum gewünschten Erfolg führt. Es muß also vor der Ablation nachgewiesen werden, daß es sich bei der vorliegenden Herzrhythmusstörung um typisches Vorhofflattern unter Verwendung des Isthmus handelt. Hierzu wird die Stimulationstechnik des Entrainment-Mapping durchgeführt (4, 7, 17). Ein weiterer Simulationskatheter, zumeist bereits der später benötigte Ablationskatheter, wird in mit seiner Spitze im Bereich des Isthmus zwischen Einmündung der V. cava inferior in den rechten Vorhof und Trikuspidalklappenring bei laufendem Vorhofflattern positioniert. Nun wird über diesen Katheter im Bereich des Isthmuses mit einer im Vergleich zur atrialen Zykluslänge der Tachykardie um ca. 30–80 ms kürzeren Zykluslänge stimuliert. Kann man nun die Tachykardie auf die Stimulationszykluslänge beschleunigen und verändert sich die sequentielle intraatriale Erregungsausbreitung dabei nicht, so liegt concealed entrainment (Abb. 4) vor. Ferner darf sich auch die P-Wellen-Morphologie bei concealed entrainment im Oberflächen-EKG nicht ändern (4). Bei Vorliegen von concealed entrainment kann davon ausgegangen werden, daß der Reentry-Kreis durch den Isthmus zieht. Liegt hingegen bei der Stimulation in der Isthmusregion kein concealed entrainment vor, d.h. es verändert sich die intraatriale Erregungsausbreitung und die P-Wellen-Morphologie im Oberflächen-EKG, läuft das vorliegende Vorhofflattern nicht durch den Isthmus. Es handelt sich dann um atypisches Vorhofflattern, und eine Ablation des Isthmus führt nicht zur Termination des Vorhofflatterns.

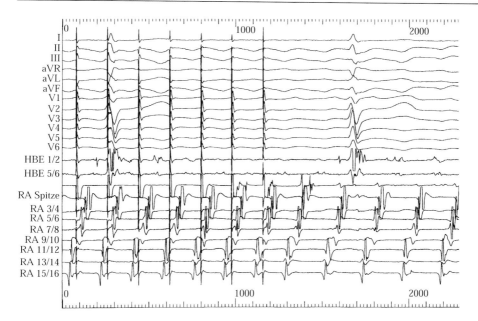

Abb. 4. Concealed entrainment bei Vorhofflattern und Stimulation im Isthmus. Die intraatriale Erregungsausbreitung verändert sich durch Stimulation nicht, auch bleibt die P-Wellen-Morphologie unverändert. HBE = Ableitungen des His-Bündels; RA = Ableitungen des multipolaren Katheters im rechten Vorhof

Ablation

Ist der intraatriale Reentry charakterisiert und die Beteiligung des Isthmus nachgewiesen, kann nun die Ablationstherapie durchgeführt werden (Abb. 5). Die primären Erfolgsraten liegen bei über 90 % (1, 3). Hierzu stehen derzeit verschiedene Spezialkatheter und Schleusen zur Verfügung. Die Ablation kann auch mit den 4 mm Standartablationskathetern durchgeführt werden. Es hat sich jedoch gezeigt, daß durch die Verwendung von z.B. großen Ablationsspitzen (8–10 mm), speziell geformten Katheterschäften (z.B. Cosio®) oder Schleusen weniger Energieabgaben nötig sind und die Erfolgsrate gesteigert werden kann. Neue Technologien zur Erzeugung einer linearen Läsion im Isthmus wie z.B. unter Verwendung der Mikrowellenablation, sind derzeit in intensiver Entwicklung und müssen ihre klinische Überlegenheit erst noch unter Beweis stellen. Auch die Verwendung von gepulster Energie scheint durch die zu erreichende größere Läsionstiefe bei der Ablation von Vorhofflattern vielversprechend zu sein. Ziel dieser neuen Ablationstechniken muß es sein, die Untersuchungsdauer zu reduzieren und damit auch die Durchleuchtungszeit deutlich zu verringern.

Ziel der Ablation bei typischem Vorhofflattern ist es, den Isthmus in laterosepteler und septolateraler Richtung elektrisch zu durchtrennen (12). Dies wird durch die Schaffung einer linearen Läsion vom Trikuspidalklappenring zu V. cava infe-

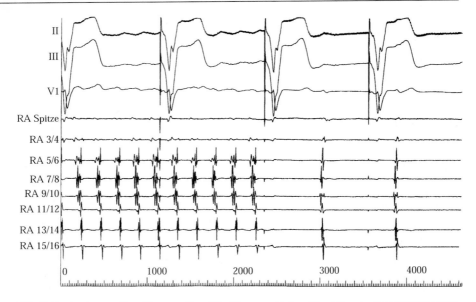

Abb. 5. Termination von Vorhofflattern während Hochfrequenzablation. Stimulation des Ventrikels bei schritt-macherpflichtigem Patienten. RA = Ableitungen des multipolaren Katheters im rechten Vorhof

rior erreicht. Die geeignetste Stelle zur Ablation ist rechts posterior, posterolateral oder posteroseptal, in der LAO-40°-Projektion zwischen 5 und 7 Uhr (Abb. 6).

Sinnvoll scheint es zu sein, die Ablationslinie an einer Stelle in diesem Bereich zu setzen, an welcher niedrigamplitudige Signale registriert werden (6). Denn in diesem Bereich ist die Muskelmasse im Isthmusbereich gering und damit ein Hinweis dafür, daß die Furchen und Erhebungen im Isthmusbereich weniger stark

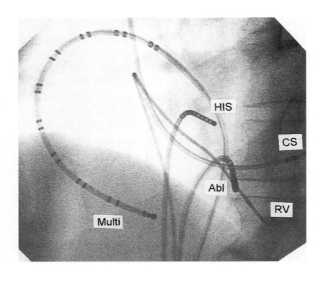

Abb. 6. Durchleuchtungsaufnahme der Katheterplazierung während einer Ablation von Vorhofflattern in der Projektion 40° LAO. Multi = Multielektrodenkatheter im rechten Vorhof; HIS = Katheter am His-Bündel; CS = Katheter im Koronarsinus; RV = Katheter in der rechtsventrikulären Spitze; Abl = Ablationskatheter im Isthmusbereich

ausgebildet sind. Ferner ist eine septale Ablation für den Patienten häufig schmerz-
haft, wobei die Ablation weiter lateral zumeist von den Patienten überhaupt nicht
wahrgenommen wird. Zur Ablation wird der Katheter zunächst in der Isthmusregion ventrikelseitig angesetzt. Die richtige Lage ist sowohl mit Hilfe der
Röntgendurchleuchtung zu kontrollieren als auch am Vorhandensein eines großen
Ventrikelsignals bei sehr kleinem Vorhofsignal erkennbar. Der Ablationskatheter
wird nun mit möglichst großer Auflagefläche der Spitze unter dauerhafter Energieabgabe sehr langsam und kontinuierlich in Richtung V. cava inferior zurückgezo-
gen. Alternativ wird beschrieben, an zahlreichen Punkten hintereinander Energie
abzugeben und zum Positionswechsel der Katheterspitze jeweils die Energie abzu-
schalten. Wichtig ist, daß die Energieabgabe bereits direkt am Trikuspidalklappenanulus beginnt und erst unmittelbar am Übergang zur V. cava inferior endet.
Es dürfen keine elektrischen Brücken zurückgelassen werden, die später mühsam
aufgesucht werden müssen, um die Ablationslinie zu vervollständigen. Das Erreichen der V. cava inferior zeigt sich an einem Impedanzsprung, welcher unmittelbar zum Abschalten der Energie führen muß. Ferner verspürt der Patient bei der

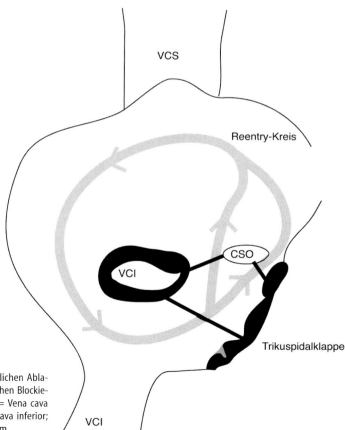

Abb. 7. Skizze der möglichen Ablationslinien zur erfolgreichen Blockierung des Isthmus. VCS = Vena cava
supperior; VCI = Vena cava inferior;
CSO = Koronarsinusostium

Energieabgabe in der V. cava inferior starke stechende Schmerzen, welche ebenfalls sofort zur Beendigung der Energieabgabe veranlassen müssen, um Komplikationen zu vermeiden. Neben der beschriebenen Möglichkeit der Schaffung einer Ablationslinie zwischen dem Trikuspidalklappenring und der V. cava inferior besteht ferner die Option, den Isthmus mittels zweier linearer Läsionen zu abladieren (Abb. 7). Es wird dabei eine Ablationslinie zwischen dem Trikuspidalklappenanulus und dem Koronarsinusostium und eine weitere in Verlängerung vom Koronarsinusostium zur V. cava inferior angelegt. Auch durch dieses Verfahren mit 2 kürzeren Ablationslinien kann der Isthmus erfolgreich elektrisch durchtrennt werden.

Ein Vorteil der einen oder der anderen Methode konnte bislang nicht gezeigt werden. Die Schwierigkeit der Isthmusablation liegt in der Schaffung einer kompletten linearen Läsion durch den Isthmus ohne das Verbleiben von elektrischen Lücken. Dies ist am einfachsten durch langsames kontinuierliches Zurückziehen des Ablationskatheters unter ständigem Druck auf den Isthmus möglich. Einige Zentren bevorzugen die Ablation während Vorhofflattern. Es ist aber durch die Termination des Vorhofflatterns während der Ablation nicht bewiesen, daß damit die Ablation bereits erfolgreich ist. Vielmehr scheint es sinnvoll zu sein, die Ablation während einer kontinuierlichen Stimulation im Koronarsinusostium durchzuführen. Hierdurch kann durch einen Wechsel der sequentiellen intraatrialen Erregungsausbreitung entlang des multipolaren Vorhofkatheters das Auftreten eines unidirektionalen Blocks schnell erkannt werden.

Nachweis des Ablationserfolges

Der Erfolg einer Ablationsbehandlung wird einerseits durch die fehlende Induzierbarkeit des Vorhofflatterns bei bekanntem Induktionsmodus gesichert. Andererseits wird die Schaffung eines bidirektionalen Isthmusblockes nachgewiesen. Denn wenn sowohl in lateroseptaler als auch in septolateraler Richtung keine Leitung mehr besteht, kann typisches Vorhofflattern nicht mehr auftreten. Dieser Nachweis des bidirektionalen Blocks hat die Rezidivrate nach primär erfolgreicher Ablation von Vorhofflattern von 37 % auf 10–15 % gesenkt (1, 9, 14). Zum Nachweis des bidirektionalen Blocks im Isthmus wird sowohl im niedrigen linken Vorhof als auch im Bereich des Koronarsinusostium unter Beachtung der sequentiellen intraatrialen Erregungsausbreitung stimuliert. Durch das Erreichen eines Blockes ändert sich die intraatriale Erregungsausbreitung, da die Erregung nicht mehr durch den Isthmus laufen kann und nun den Weg über den hohen rechten Vorhof nehmen muß. Bei der Stimulation im niedrigen linken Vorhof läuft die Erregung bei vorhandenem lateroseptalen Block über die Christa terminalis den 20polaren Katheter entlang (Ausbreitung von den distalen Elektrodenpaaren nach proximal) über das Septum zum His-Bündel und erst dann zum Koronarsinusostium (Abb. 8). Die Leitungszeit vom niedrigen rechten Vorhof zum Koronarsinusostium verlängert sich durch die Schaffung des unidirektionalen Blockes von 60 ($\pm$ 17) ms auf 125 ($\pm$ 25) ms (9).

Zum Nachweis des kompletten Isthmusblock, d.h. bidirektionalem Block, wird ebenfalls im Koronarsinusostium stimuliert und die intaatriale Erregungsaus-

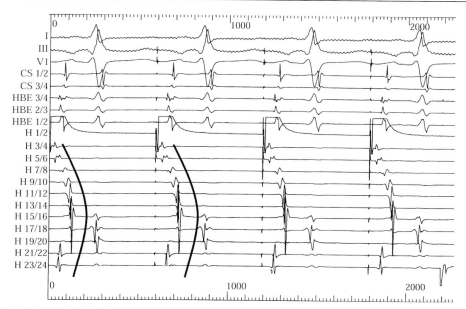

Abb. 8a. Intrakardiale Ableitungen mit Stimulation im niedrigen rechten Vorhof und Leitung über die Lateralwand und durch den Isthmus. HBE = Ableitungen des His-Bündels; CS = Ableitungen des Koronarsinus; H = Ableitungen des multipolaren Katheters im rechten Vorhof

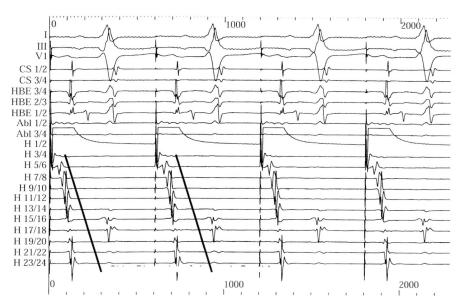

Abb. 8b. Intrakardiale Ableitungen mit Stimulation im niedrigen rechten Vorhof und Leitung ausschließlich über die Lateralwand nach erfolgter Isthmusablation. Es erfolgt keine Leitung über den Isthmus mehr. Vergleiche die geänderte intraakardiale sequentielle Erregungsausbreitung vor und nach Ablation. HBE = Ableitungen des His-Bündels; CS = Ableitungen des Koronarsinus; H = Ableitungen des multipolaren Katheters im rechten Vorhof; Abl = Ableitung über den Ablationskatheter

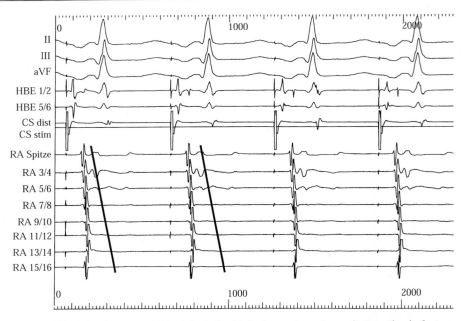

Abb. 9a. Intrakardiale Ableitungen mit Stimulation im Bereich des Koronarsinusostium und Leitung über das Septum und durch den Isthmus. HBE = Ableitungen des His-Bündels; CS = Ableitungen des Koronarsinus; H = Ableitungen des multipolaren Katheters im rechten Vorhof

breitung betrachtet. Die Erregung muß bei vorliegendem Block im Isthmus über das His-Bündel das Septum kranial durchlaufen zum proximalen Ende des 20polaren Katheter und dann entlang der Christa terminalis zum niedrigen rechten Vorhof (Abb. 9).

Die Leitungszeit vom Koronarsinusostium zum niedrigen rechten Vorhof verlängert sich durch den septolateralen Block von 71 (± 18) ms auf 133 (± 23) ms (9).

Bei dieser Betrachtung der sequentiellen intraatrialen Leitungszeit ist durch den Vergleich mit der Stimulation vor Schaffung des Blockes darauf zu achten, daß nicht nur eine Verzögerung der Leitungszeit erreicht wurde, sondern daß die Erregung tatsächlich nicht mehr durch den Isthmus läuft. Bei Stimulation im niedrigen rechten Vorhof muß das His-Büdel vor dem Koronarsinusostium erregt werden. Bei der Stimulation im Koronarsinusostium und vorhandenem Block muß die Erregung des His-Bündels vor der Erregung des distalen Katheterendes (Elektrodenpaar 1/2) des multipolaren Vorhofkatheters erfolgen. Die Differenzierung zwischen einer nur verzögerten Leitung durch den Isthmus und einem kompletten Isthmusblock ist oft sehr schwierig. Eine Möglichkeit ist, mittels eines 4polaren Katheters im niedrigen rechten Vorhof zu stimulieren. Hierbei wird der Abstand vom Stimulus zu den beiden atrialen Signalen im Isthmus bei proximaler und distaler Stimulation miteinander verglichen. Verkürzt sich der Abstand vom Stimulus zu den beiden atrialen Signalen beim Wechsel von proximaler auf distale

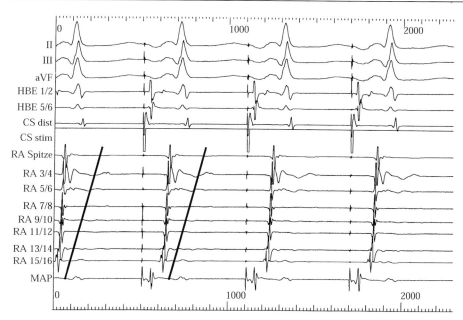

Abb. 9b. Intrakardiale Ableitungen mit Stimulation im Bereich des Koronarsinusostiums und Leitung ausschließlich über das Septum nach erfolgter Isthmusablation. Es erfolgt keine Leitung über den Isthmus mehr. Die distalen Elektroden des multipolaren Vorhofkatheters werden zuletzt erregt. Vergleiche die geänderte intraakardiale sequentielle Erregungsausbreitung vor und nach Ablation. HBE = Ableitungen des His-Bündels; CS = Ableitungen des Coronarsinus; RA = Ableitungen des multipolaren Katheters im rechten Vorhof

Stimulation gleichmäßig, so ist dies ein Zeichen für verzögerte, aber erhaltene Leitung im Isthmus. Verkürzt sich hingegen nur das Intervall zum ersten atrialen Signal und der Abstand zum zweiten atrialen Signal verlängert sich beim Wechsel von proximaler auf distale Stimulation, so ist dies ein Zeichen für die fehlende Leitung durch den Isthmus (11).

Die Ursache für das Fehlen eines bidirektionalen Blocks ist zumeist das Vorhandensein von kleinen Lücken im Bereich der linearen Ablationslinie durch die Isthmusregion. Diese Lücken sind die häufigste Ursachen für Rezidive des Vorhofflatterns nach einer durchgeführten Ablationsbehandlung. Es gilt nun, diese Lücken aufzusuchen und an dieser Stelle erneut gezielt Energie anzugeben. Im Bereich des vorhanden Blockes lassen sich sog. Doppelpotentiale nachweisen. Sie gleichen den Signalen wie sie im Bereich der Christa terminalis registriert werden können. Das zweite atriale Signal, welches über den Katheter im Isthmusbereich registriert werden kann, ist bei komplettem Block das späteste Signal einer Erregung. An Stellen mit erhaltener Leitung lassen sich jedoch Dreifachpotentiale oder singuläre Potentiale (10) als Ausdruck der erhaltenen Leitung nachweisen. Wird an einer Stelle mit diesen Potentialen erneut gezielt Energie abgegeben, wird häufig die Ablationslinie vervollständigt und der bidirektionale Block als Ausdruck der kompletten Isthmusablation erreicht.

Erneute Kontrolle des bidirektionalen Blocks nach 30 Minuten und unter Katecholaminprovokation

Durch die unumstritten zeitaufwendige Kontrolle 30 min nach der letzten Ablation des bidirektionalen Blocks sollen Frührezidive rechtzeitig erkannt werden. Es besteht dann die Möglichkeit, die Ablationsbehandlung unmittelbar fortzusetzen. Frührezidive innerhalb der ersten 30 min nach Energieabgabe kommen recht häufig vor. Ursache hierfür ist, daß das myokardiale Gewebe durch die Ablation nur verletzt und nicht gänzlich zerstört wurde. Das geschädigte Gewebe erholt sich häufig innerhalb der ersten 30 min wieder und kann dann erneut leiten. Die Katecholaminprovokation dient zur Demaskierung von nur verzögerten Leitungseigenschaften und fehlendem Block durch Verbesserung der Leitungseigenschaften des myokardialen Gewebes unter Katecholaminen. Die gesamte Rezidivrate der Ablationsbehandlungen kann durch diese beiden Maßnahmen weiter gesenkt werden, so daß sie trotz des relativ hohen Aufwandes gerechtfertigt zu sein scheinen.

Ablation von atypischem Vorhofflattern

Bei atypischem Vorhofflattern liegen wenig charakterisierte Reentry-Kreise vor. Sie können sowohl im rechten oder im linken Vorhof entstehen. Durch das Fehlen einer klar definierten Zone der langsamen Erregung ist die Lokalisation des Reentry-Kreises mit den herkömmlich zur Verfügung stehenden Mittel extrem schwierig und z.T. auch an ausgewiesenen elektrophysiologischen Zentren nicht sicher möglich. Zur Lokalisation des atypischen Reentry-Kreises steht ebenfalls das Entrainment-Mapping zur Verfügung. Ferner helfen elektrophysiologische Kriterien, wie die endokardiale Aktivierungszeit und das Vorhandensein von diastolischen Potentialen, die Position des Ablationskatheters zum Reentry-Kreis zu bestimmen. Bei einer gemessenen Vorzeitigkeit des lokalen Potentials am Ablationskatheter von ca. 80 ms und mehr zur Vorhofflatterwelle im Oberflächen-EKG ist davon auszugehen, daß die Katheterspitze sich im Reentry-Kreis befindet. Pacemapping ist der Vergleich der P-Wellen-Morphologie im 12-Kanal-Oberflächen-EKG während Stimulation mit der P-Wellen-Morphologie im Anfalls-EKG. Stimmen mindestens 11 der 12 Ableitungen exakt überein, spricht dies ebenfalls dafür, daß die Katheterspitze sich im Bereich des Reentry-Kreises befindet. Es ist aber zu beachten, daß der Morphologievergleich der relativ niederamplitudigen P-Wellen sehr schwierig ist und häufig kleine Unterschiede nicht erkannt werden. Das Vorliegen von fraktionierten Signalen am Ablationskatheter ist ein weiteres Indiz für den Reentry-Kreis. Trotz Zuhilfenahme aller oben beschriebenen Kriterien ist das Auffinden eines Reentry-Kreises bei atypischem Vorhofflattern extrem schwierig. Hierbei können die neuen dreidimensionalen farbcodierten Mappingsysteme sehr hilfreich sein. Aber selbst unter Zuhilfenahme dieser Mappingsysteme ist die Lokalisation und Ablation von atypischem Vorhofflattern weiterhin ein schwieriges Unterfangen. Linksateriale Reentry-Kreise im Bereich des Septums lassen sich z.B. schon auf Grund ihrer Lokalisation und damit schwierigen Zugänglichkeit nur sehr schlecht abladieren.

Komplikationen

Komplikationen bei einer Ablationsbehandlung im Bereich des Isthmus kommen nur sehr selten vor. Es kann zu den üblichen Komplikationen einer Ablationsbehandlung wie Beinvenenthrombose, thromboembolische Komplikationen und Perikarderguß kommen. Das Auftreten von Vorhofflimmern wird in der Literatur immer wieder beschrieben, wobei noch nicht sicher geklärt ist, ob das Vorhofflimmern tatsächlich eine Komplikation der Ablationsbehandlung ist oder es schon vorher bestand und sich erst nach erfolgreicher Ablation des Vorhofflatterns demaskiert. Eine Schädigung des AV-Knotens ist bei posteriorer Ablation des Isthmus und Beachtung der AV-Überleitung während der Ablation extrem selten. Zur Vermeidung von Thrombosen und thromboembolischen Komplikationen ist eine suffiziente Heparinisierung der Patienten nach Anlage der Katheter heute Standard.

Zukunftsperspektiven

Die Zukunft ist im Bereich der Ablation von Vorhofflattern bereits eingeläutet. Wir befinden uns durch die Verfügbarkeit neuer Technologien wie z.b. den dreidimensionalen Mappingverfahren derzeit in einer Umbruchphase. Diese Mappingverfahren sind für eine normale Ablation des Isthmus sicherlich nicht zwingend notwendig, helfen aber bei Schwierigkeiten weiter. So ist z.b. der Nachweis von Ablationslücken mit Hilfe dieser Systeme elegant möglich. Aber auch bei atypischem Vorhofflattern helfen sie, den Weg des Reentry-Kreises einfacher und schneller ausfindig zu machen. Zu hoffen ist außerdem, daß die neuen Mappingsysteme in der Hand des wissenschaftlichen Untersuchers helfen, den bislang vermuteten Zusammenhang zwischen Vorhofflattern und Vorhofflimmern aufzuklären. Neue, derzeit in Erprobung befindliche Ablationstechnologien wie z.b. die Mikrowellenablation oder die gepulste Energieabgabe können helfen, das Ziel der kontinuierlichen, linearen Läsion im Isthmusbereich schneller und einfacher zu erreichen. Idealvorstellung zur Ablation des Isthmus ist eine sichelförmige Ablationselektrode, welche ohne aktive Bewegung des Katheters durch die Ansteuerung mehrerer hintereinander geschalteter, einzeln kontrollierbarer Elektroden, zu einer kompletten Läsion führt. Aber weder die derzeitigen Materialen der Ablationsspitzen noch die ungenauen Temperatursensoren ermöglichen dies derzeit in der klinischen Routine.

Literatur

1. Cosio F, López-Gil M, Goicolea A, Arribas F, Barroso J (1993) Radiofequenz ablation of the inferior vena cava-tricuspid valve isthmus in common atrial flutter. Am J Cardiol 71: 705–709
2. Cosio F, Arrabas F, López-Gil M, Gonzàlez D (1996) Atrial flutter mapping and ablation II. PACE 19: 965–975
3. Gonska BD (1999) Interventionelle Therapie von Herzrhythmusstörungen. Thieme Verlag Stuttgart, New York, S 81–93

4. Kalman J, Oligin J, Saxon L, Fisher W, Lee R, Lesh M (1996) Activation and entrainment mapping defines the tricuspid annulus as the anterior barrier in typical atrial flutter. Circulation 94: 398–406
5. Lesh M, van Hare G, Epstein L, Fitzpatrick A, Scheinman M, Lee R, Kwasman M, Grogin H, Griffin J (1994) Radiofrequenzy catheter ablation of atrial arrhythmias. Results and mechanisms. Circulation 89: 1074–1089
6. Nakagawa H, Jackman W, Asirvatham S, Shah N, Matsudaira K, Imai S, Beckman K, Gonzalez M, Arruda M, Calame J (1998) Voltage maps of the subeustachian isthmus can prevent "holes" in alation line for atrial flutter. Abstract 91 AHA-Congress, 1998, Denver
7. Natale A, Pisano E, Fanelli R, Barold H, Tomassoni G, Newby K (1997) Prospective randomizid comparison of antiarrhythmic therapie versus first line radiofrequency ablation in pathients with atrial flutter. Circulation (suppl I): 451
8. Philippon F, Plumb V, Epstein A, Kap G (1995) The risk of atrial fibrillation following radiofrequency catheter ablation of atrial flutter. Circulation 92: 430–435
9. Reithmann C, Hoffmann E, Steinbeck G (1998) Radiofrequenz-Katheterablation von Vorhofflattern und Vorhofflimmern. Herz 23: 209–218
10. Shah D, Haissaguerre M, Jais P, Fischer B, Takahashi A, Hocini M, Clementy J (1997) Simplified elektrophysiologically directed catheter ablation of recurrent common atrial flutter. Circulation 96: 2505–2508
11. Shah D, Takahashi A, Haissaguerre M (1998) Differntial pacing: A simple technique for distinguishing slow conduction from complete conduction block. PACE 21 (Pt II): 794
12. Shah D, Haissaguerre M, Jais P, Takahashi A, Clementy J (1999) Atrial Flutter: Contemporary electrophysiology and catheter ablation. PACE 22: 344–359
13. Singer I (1997) Interventional Electrophysiology. Williams & Wilkins, Baltimore, Maryland, 1. Edition. S 347–382
14. Steinberg J, Prasher S, Zenenkofke S, Ehlert F (1995) Radiofrequency catheter ablation of atrial flutter: procedural success and long-term outcome. Am Heart J 130: 85–92
15. Tai C, Chen S, Chiang C, Lee S, Ueng K, Wen Z, Chen Y, Yu W, Huang J, Chiou C, Chang M (1997) Electophysiologic characteristics and radiofrequency catheter ablation in patients with clockwise atrial flutter. J cardiovasc Electrophys 8: 24–34
16. Tai C, Chen S, Chiang C, Lee S, Ueng K, Wen Z, Huang J, Chen Y, Yu W, Feng A, Chious C, Chang M (1997) Characterization of low right atrial isthmus as the slow conduction zone and pharmacological target in typical atrial flutter. Circulation 96: 2601–2611
17. Waldo A (1997) Atrial flutter: Entrainment Characteristics. J Cardiovasc Electrophys 8: 337–352
18. Zipes D, Jalife J (1995) Cardiac electrophysiology from cell to bedside. 2nd ed, WB Saunders Philadelphia, S 1461–1475

Anschrift des Verfassers:
Dr. med. Stefan Thamasett
Universitätsklinikum Ulm
Abteilung Innere Medizin II
Robert-Koch-Straße 8
89081 Ulm
e-mail: stefan.thamasett@medizin.uni-ulm.de

Konventionelle Mappingverfahren bei ventrikulären Tachykardien

D. Kalusche

Herzzentrum Bad Krozingen

Alle Mappingverfahren haben zum Ziel, die Frage nach dem Ursprung bzw. Entstehungsort einer tachykarden Herzrhythmusstörung zu beantworten. Darüber hinaus sollen Stellen identifiziert werden, an denen eine Hochfrequenz-Katheterablationsbehandlung erfolgversprechend ist. Die klinisch häufigste Ursache für das Auftreten anhaltender Kammertachykardien ist die chronische koronare Herzerkrankung mit Zustand nach Herzinfarkt.

Das „arrhythmogene Substrat" bei Zustand nach Myokardinfarkt – ähnlich gilt das jedoch auch für Kardiomyopathien bzw. Zustand nach Myokarditis – ist gekennzeichnet durch das Nebeneinander überlebender Myofibrillen und Fibrose. Die normale parallele Faseranordnung ist nicht mehr vorhanden. Leitet man Aktionspotentiale von Myozyten ab, so findet man unterschiedlichste Aktionspotentialdauern und Refraktärperioden. All dies bewirkt eine Erhöhung des interzellulären Widerstandes und damit eine langsame Erregungsleitung. Im Infarktgebiet finden sich also Zonen langsamer Erregung „zones of slow conduction" (ZSC) oder auch „slow conduction zone" (10, 13, 20). Obwohl prinzipiell verschiedenste Mechanismen für die Entstehung tachykarder Herzrhythmusstörungen nach Infarkt in Frage kommen, so sind es doch in erster Linie Reentry-Mechanismen, die durch obige Bedingungen begünstigt werden und für das Auftreten von Tachykardien verantwortlich sind (s. u.) (1, 22, 23).

Endokardiales Mapping ventrikulärer Tachykardien nach Myokardinfarkt

Erste Hinweise auf den Tachykardieursprung gibt die Infarktlokalisation, die aus dem Ruhe-Ekg und noch besser aus dem Echokardiogramm abgeleitet werden kann. Liegt eine 12-Kanal-Dokumentation der „klinischen Tachykardie" vor, so kann die Zielregion des linken Ventrikels weiter eingeschränkt werden (Tabelle 1).

Das endokardiale Mapping wird in der Regel mit einem Standard-Ablationskatheter mit deflektierbarer Spitze durchgeführt. Der Zugang zum linken Ventrikel erfolgt retrograd über die Aortenklappe. Es folgt das endokardiale Abtasten des Infarktes und Infarktrandgebietes. Es lassen sich charakteristische bipolare endokardiale Ekgs ableiten:

Bipolare Ekgs von normalem Myokard haben eine Amplitude von mehr als 3 mV, sie sind in der Regel biphasisch und nicht breiter als 70 ms. Elektrokardiogramme aus dem Infarktgebiet hingegen sind abnorm: Sie sind multiphasisch,

Tabelle 1. EKG-Kriterien zur Abschätzung des Tachykardieursprungs (in Anlehnung an (22))

V1	Achse in der Frontalebene	V4	LV endokardiale präsyst. Aktivität
LB	links-superior	S od. qS	apikales Septum
LB	links-superior	R	basales Septum
LB	inferior	---	anteriores Septum
RB	links-superior	R od. rS	infero-basal
RB	links-superior	S	apikales Septum od. apikale Unterwand
RB	rechts-superior	S od. rS	apikale Unterwand od. apikales Septum
RB	rechts-superior	R	infero-basal
RB	inferior	S	antero-apikal
RB	rechts-inferior	R	basal, lateral

Abkürzungen: LB: Linksschenkelblock-, RB: Rechtsschenkelblockmorphologie in V_1

fraktioniert, von niedriger Amplitude und reichen häufig über das Ende des QRS-Komplexes hinaus. Nicht selten sind mit üblichen Verstärkungen gar keine Signale ableitbar. Systematische Untersuchungen hierzu wurden u.a. von Cassidy et al. 1984 vorgelegt (7, 8). Die Abb. 1 zeigt Beispiele normaler und abnormer endokardialer Elektrokardiogramme während Sinusrhythmus.

Tachykardien können nur im Bereich abnormer endokardialer Ekgs entstehen. Eine weitere Eingrenzung des Ursprungsortes ist durch das sog. Pace-Mapping während Sinusrhythmus möglich (s. unten) (14, 25). Ein gutes Pace-Map ist jedoch weder Voraussetzung noch Garantie für eine anschließende erfolgreiche

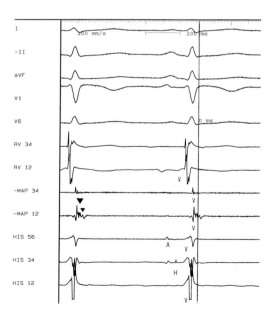

Abb. 1. Normale und abnormale endokardiale Elektrokardiogramme. Der Mapping-Katheter (MAP) liegt im Bereich eines umschriebenen dysplastischen Bezirks bei einem Patienten mit rezidivierenden Kammertachykardien auf dem Boden einer rechtsventrikulären arrhythmogenen Dysplasie (ARVD). Im Vergleich zu den endokardialen Ekgs in der rechtsventrikulären Spitze (RV) und der His-Region (His) sind die Kammer-Potentiale (V) von geringerer Amplitude, deutlich fraktionierter und reichen über das Ende des QRS-Komplexes hinaus.

Hochfrequenzabgabe. Eine solche Stelle kann nur während laufender ventrikulärer Tachykardie identifiziert werden. Die Induktion der ventrikulären Tachykardie erfolgt durch programmierte Kammerstimulation, wozu zuvor bereits elektrophysiologische Katheter in Standardpositionen wie die rechts-ventrikuläre Spitze oder den rechts-ventrikulären Ausflußtrakt und z.B. die His-Position gebracht worden sind. Hilfreich kann auch die Plazierung eines Katheters im Sinus coronarius zur Markierung der Herzbasis sein.

Um während einer Tachykardie mappen zu können (s.u.), ist die hämodynamische Toleranz der Tachykardie durch den Patienten Voraussetzung. Es kann diesbezüglich von Nutzen sein, die Zykluslänge der induzierten Tachykardie durch geringe Gaben von Ajmalin (10–20 mg Gilurytmal® i.v.) zu verlängern.

Die zeitliche Analyse endokardialer Signale während laufender Tachykardie wird als Aktivierungs-Mapping bezeichnet. Optimalerweise werden hierzu eine Vielzahl endokardialer Signale gleichzeitig abgeleitet und miteinander verglichen. Beim Mapping links-ventrikulärer Tachykardien ist dies in der Regel nicht möglich. Man vergleicht stattdessen das Auftreten lokaler EKGs im Vergleich zu einer konstanten Referenz, z.B. dem Beginn des QRS-Komplexes im Oberflächen-EKG (9). Im Falle eines sehr kleinen Reentry-Kreises oder eines automatischen Fokus ist die früheste endokardiale Erregung am Ort der Tachykardieentstehung ableitbar. Dies ist in erster Linie bei Tachykardien, die ohne organische Herzerkrankung auftreten, der Fall (s.u.) (1, 22). Im Falle größerer Reentry-Kreise, wie sie im Zusammenhang mit Postinfarkt-Tachykardien anzunehmen sind, wird die in bezug auf den QRS-Komplex früheste endokardiale Erregung im Bereich des Austritts aus der Zone langsamer Erregung abgeleitet. Da dies jedoch hinsichtlich einer Hochfrequenz-Katheterablationsbehandlung keine erfolgversprechende Stelle ist, ist die Suche nach der frühesten endokardialen präsystolischen Aktivität nur von begrenztem Nutzen.

Im Hinblick auf eine erfolgreiche Hochfrequenz-Energieapplikation ist hingegen der Nachweis mitt-diastolischer Potentiale (MDP) von großer Bedeutung (Abb. 2 und Abb. 4 a) (3, 5, 24). Der Nachweis von MDPs zeigt an, daß man sich in einer zone of slow conduction (ZSC) bzw. in unmittelbarer Nähe befindet. Unserem Verständnis des Erregungsablaufes bei Postinfarkt-Tachykardien liegt das Modell einer sog. „figure-of-eight"-Reentry zugrunde (Abb. 3).

MDPs sind jedoch nicht ausschließlich aus Zonen langsamer Erregung des Reentry-Kreises, sondern auch aus sog. „bystander"-Arealen abzuleiten (5, 10). Die Hochfrequenz-Energieabgabe in der Gegend eines „bystanders" würde den Reentry-Kreis jedoch nicht unterbrechen. Zur Entscheidung, ob das mitt-diastolische Potential einen Teil des Reentry-Kreises repräsentiert oder aus einer bystander-Gegend stammt, dienen Stimulationsverfahren während laufender Tachykardie, das sog. „entrainment-mapping" (1, 2, 10, 11, 16, 20, 22). „Entrainment" beschreibt die Möglichkeit, mit einem oder einer Serie von Stimuli die Tachykardie vorzuziehen bzw. auf die Stimulations-Zykluslänge zu beschleunigen, ohne sie zu terminieren. „Entrainment" ist Ausdruck der erregbaren Lücke im Reentry-Kreis. Je nach Stimulationsort kommt es durch Kollision orthodromer und antidromer Erregungsfronten zu zunehmender Formveränderung („progressiv fusion") oder keiner Veränderung des QRS-Komplexes. „Entrainment" ohne Veränderung des QRS-Komplexes wird als „concealed entrainment" oder auch „entrainment without fusion" bezeichnet (Abb. 4b). „Concealed entrainment" ist Ausdruck der

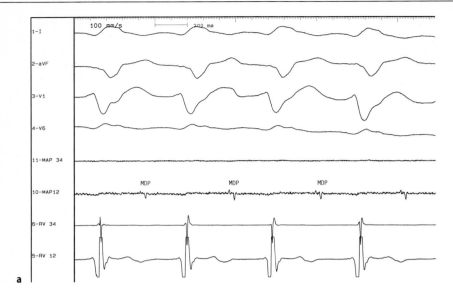

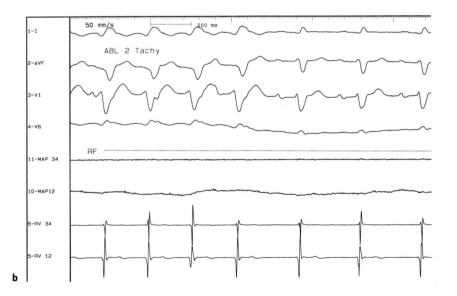

Abb. 2. Patient mit Z.n. Großem Vorderseitenwand-Infarkt und Aneurysma; es besteht eine unaufhörliche ("incessant") Kammertachykardie seit 3 Tagen trotz hoher Amiodaron-Serumspiegel; der Patient ist im kardiogenen Schock; **a** Im Aneurysmabereich lassen sich mit hoher Verstärkung (s. Grundlinienrauschen in MAP 12) isolierte mitt-diastolische Potentiale (MDP) nachweisen; **b** HF – Energieabgabe an dieser Stelle terminiert die VT prompt, anschließend konnte sie nicht mehr induziert werden.

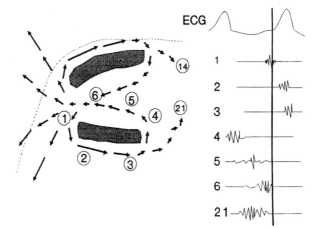

Abb. 3. „figure-of-eight-Reentry": Ableitung endokardialer EKGs und ihre zeitliche Beziehung zum QRS-Komplex. „1" kennzeichnet den Austritt („exit"), „4/5" den Eintritt („entrance") in die Zone langsamer Erregungsleitung („zone of slow conduction") (nach 22)

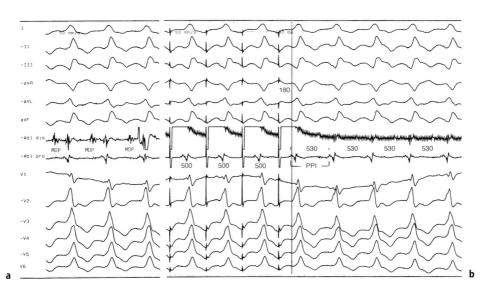

Abb. 4. Entrainment-Mapping während laufender Kammertachykardie bei einem Patienten mit Z.n. Großem Hinterwandinfarkt. Wegen Z.n. Reanimation war bereits ein Defibrillator implantiert. Es kam zu gehäuften Entladungen bei langsamen Kammertachykardien (VT), die nicht durch ATP terminiert werden konnten; **a** Im Aneurysmabereich Ableitung mitt-diastolischer Potentiale (MDP); **b** Stimulation am Ort des Nachweis der MDPs. Im rechten Teil der Abb. ist die 12-Kanal-Morphologie der Tachykardie zu erkennen. Die Zykluslänge (ZL) beträgt 530 ms. Die ersten 4 QRS-Komplexe zeigen eine identische Morphologie, haben jedoch eine ZL von 500 ms. Die Tachykardie ist auf die Stimulations-ZL beschleunigt ohne Formveränderung des QRS-Komplexes: Entrainment without fusion, concealed entrainment. Das Post-Pacing-Intervall (PPI) entspricht der VT-ZL; die Stimulation findet in einer Zone langsamer Erregungsleitung statt. Der Stimulus-QRS-Abstand beträgt 80 ms. (Bei diesem Patienten wurden 3 verschiedene VT-Morphologien induziert, gemappt und erfolgreich abladiert.)

Tabelle 2. Praktisches Vorgehen zur Identifizierung eines Ablationsortes bei Kammertachykardie und zugrunde-
liegender Herzerkrankung

Bei Sinusrhythmus:
    suche abnorme endokardiale Elektrokardiogramme („das Substrat")

Induktion der Kammertachykardie:
    suche mitt-diastolisches Potential

„entrainment-mapping":
    entrainment without fusion und PPI = VT-CL ?

Energieabgabe

anschl. Versuch der Reinduktion, evtl. Wiederholung des Vorgehens

---

Stimulation in einer ZSC oder in einer benachbarten Bystander-Region. Die
Analyse des Return-Zyklus im Anschluß an den letzten Stimulus (das sog.
Postpacing-Intervall, PPI) ermöglicht die weitere Differenzierung:

Ist das PPI größer als die Zykluslänge der Kammertachykardie, so findet die
Stimulation in einer Bystander-Region statt, ist sie hingegen identisch der
Kammertachykardie-Zykluslänge, so wird direkt in der Zone langsamer
Erregungsausbreitung des Reentry-Kreises stimuliert, und ein guter Ablationsort
ist identifiziert.

Der Abstand zwischen dem Potential am Stimulationsort und dem QRS-Komplex gibt darüber hinaus Hinweise dafür, ob man sich in der Gegend des Beginns
(„entrance") oder Ende („exit") der ZSC befindet.

Verschiedene Autoren haben den positiv prädiktiven Wert verschiedener
Kriterien zum Nachweis einer kritischen Zone langsamer Erregung im Hinblick auf
eine erfolgreiche Katheterablation untersucht. Danach kommt dem Nachweis eines
mitt-diastolischen Potentials sowie eines „concealed entrainments" der größte
Stellenwert zu (1, 3, 15, 16, 23). Das praktische Vorgehen zur Identifizierung einer
Ablationsstelle ist in Tabelle 2 zusammengefaßt.

Mapping bei Kammertachykardien ohne zugrundeliegende Herzerkrankung (idiopathische Kammertachykardie)

Ventrikuläre Herzrhythmusstörungen aus dem rechtsventrikulären Ausflußtrakt

Idiopathische Kammertachykardien präsentieren sich im wesentlichen in Form
zweier ganz charakteristischer EKG-Morphologien. Am häufigsten sind Tachykardien mit Linksschenkelblock-Morphologie in den Brustwandableitungen und
einer inferioren Haupt-QRS-Achse, d.h. es finden sich positive Ausschläge in

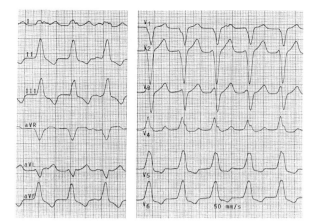

Abb 5. Tachykardie aus dem rechtsventrikulären Ausflußtrakt bei einer herzgesunden 30jährigen Patientin. In den Extremitätenableitungen findet sich eine inferiore Haupt-QRS-Achse, die Brustwandableitungen zeigen LSB-Morphologie.

den Standard-Ableitungen II, III und aVF (Abb. 5). Diese Rhythmusstörungen stammen überwiegend aus dem rechts-ventrikulären, selten aus dem links-ventrikulären Ausflußtrakt. Bei überwiegend relativ endokardial gelegenem Ursprung ist eine Ablationsbehandlung in den meisten Fällen erfolgreich (12, 17).

Die Rhythmusstörung manifestiert sich als Extrasystolie, häufig als Bigeminus, es kann jedoch auch zu salvenartigen Kammertachykardien oder paroxysmalen anhaltenden Kammertachykardien kommen. Der Mechanismus ist nur z.T. Reentry, häufig liegt getriggerte Aktivität oder gesteigerte Automatie zugrunde. Im Vergleich zu den großen Reentry-Kreisen im Zusammenhang mit struktureller Herzerkrankung (s.o.) ist das arrhythmogene Substrat viel kleiner, es besteht gewissermaßen ein fokaler Ursprung. Entsprechend anders ist das Vorgehen zur Lokalisierung des Tachykardieursprungs.

Aktivierungsmapping: Die Suche nach dem Ort frühester endokardialer Erregung hat im Gegensatz zu den Postinfarkt-Kammertachykardien eine größere Bedeutung. In der Regel läßt sich frühe endokardiale Aktivität 20–50 ms vor dem QRS-Komplex am Ursprung der Tachykardie nachweisen (Abb 6a). Werden unipolare Ableitungen zur Hilfe herangezogen, so finden sich im Bereich des Ursprungs QS-Potentiale mit steilem initialen Abfall (12, 17).

Pacemapping: Im Gegensatz zu Kammertachykardien bei organischer Herzerkrankung (s.o.) identifiziert ein gutes Pace-Map eine Stelle mit guter Erfolgsaussicht im Hinblick auf die Abgabe von Hochfrequenz-Energie. Pacemapping bedeutet, daß an verschiedenen endokardialen Stellen stimuliert wird und die so hervorgerufenen QRS-Komplexe in den 12 Standard-Ableitungen mit den spontan auftretenden ektopen Erregungen verglichen werden (Abb. 6b). Im Idealfall sind stimulierter und spontaner QRS-Komplex in allen Standard-Ableitungen absolut identisch, wobei auch Feinheiten der QRS-Morphologie (Amplitude, Knotungen etc.) beachtet werden müssen. Als gutes Pace-Map gilt, wenn mindestens 11 der 12 Standard-Ableitungen übereinstimmen (11/12-Regel) (21).

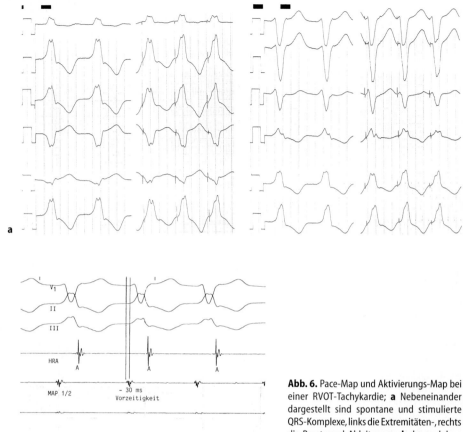

Abb. 6. Pace-Map und Aktivierungs-Map bei einer RVOT-Tachykardie; **a** Nebeneinander dargestellt sind spontane und stimulierte QRS-Komplexe, links die Extremitäten-, rechts die Brustwand-Ableitungen; **b** das endokardiale Aktivierungs-Map zeigt im Bereich der erfolgreichen HF-Energieabgabe eine Vorzeitigkeit von 30 ms gegenüber dem Beginn des QRS-Komplexes.

Soll mittels Pace-Map der Ursprung einer anhaltenden Kammertachykardie identifiziert werden, so ist es wichtig, daß zum einen der Stimulations-Output so niedrig wie möglich gewählt wird, zum anderen die Stimulationsfrequenz etwa der Frequenz der spontanen Tachykardie entspricht.

Aufgrund des umschriebenen Substrates ist die Hochfrequenz-Katheterablationsbehandlung bei Tachykardien aus dem Bereich des rechts-ventrikulären Ausflußtraktes erheblich erfolgversprechender als bei Patienten mit organischer Herzerkrankung. Über primäre Erfolgsquoten zwischen 80 und fast 100 % wurde berichtet (6, 12, 17, 21).

Verapamil-sensitive Kammertachykardie

Im Standard-Ekg zeigt diese in der Regel ohne begleitende Herzerkrankung vorkommende Tachykardie eine Rechtsschenkelblock-Morphologie in den Brustwandableitungen bei gleichzeitiger superiorer Haupt-QRS-Achse, d.h. in den Extremitätenableitungen findet sich das Bild eines überdrehten Linkstyps bzw. links-anterioren Hemiblocks (Abb. 7a). Der QRS-Komplex ist häufig relativ

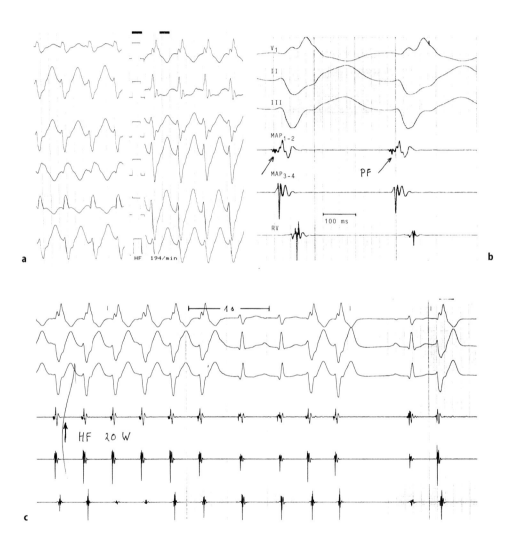

Abb. 7. Idiopathische „Verapamil-sensitive-Kammertachykardie"; **a** Die Tachykardie zeigt Rechtsschenkelblockform in den Brustwandableitungen bei überdrehtem Linkstyp in den Extremitäten-Ableitungen; **b** Am Ort der erfolgreichen HF-Energieabgabe lassen sich während laufender Tachykardie spike-artige präsystolische Potentiale nachweisen; **c** Energieapplikation von 20 Joules terminiert die Tachykardie innerhalb von 2 s.

schmal, die QRS-Breite ist selten >140 ms. Meistens handelt es sich klinisch um paroxysmale Tachykardien, sehr häufig werden sie durch Belastung induziert. Der zugrundeliegende Mechanismus ist in erster Linie getriggerte Aktivität oder auch Reentry. Einzigartig – und dies unterscheidet diese Tachykardie praktisch von allen anderen Tachykardien ventrikulären Ursprungs – ist das Ansprechen auf intravenöse Gabe von Verapamil, weshalb sie auch als „Verapamil-sensitive Kammertachykardie" bezeichnet wird (19). Der Ursprungsort ist im linken Ventrikel im Bereich des links-posterioren Septums gelegen. Es findet sich eine topographische Nähe zum His-Purkinje-System, wobei unsicher ist, inwieweit das His-Purkinje-Netzwerk essentieller Teil des Reentry-Kreises ist bzw. das arrhythmogene Substrat darstellt.

Aktivierungsmapping während laufender Tachykardie identifiziert scharfe spike-artige Potentiale vor Beginn des QRS-Komplexes (Abb. 7b), ferner typisch ist die sehr schnelle retrograde His-Bündel-Aktivierung (18). Stellen mit präsystolischen Spikes bei gleichzeitig gutem Pace-Map identifizieren erfolgreiche Ablationsstellen (Abb 7c). Die Ablation ist bei über 80 % der Patienten primär erfolgreich (18, 21).

Zusammenfassung

Endokardiales Kathetermapping dient zur Lokalisation des Ursprungs einer Kammertachykardie und zur Identifizierung des Ortes einer erfolgreichen Hochfrequenz-Katheterablation. Je nach zugrundeliegendem arrhythmogenen Substrat kommen verschiedene Mappingtechniken zum Einsatz. Im Falle einer zugrundeliegenden bedeutsamen organischen Herzerkrankung ist der Tachykardie-Mechanismus in erster Linie Reentry, der Reentry-Kreis relativ groß. Eine erfolgreiche Hochfrequenz-Katheterablationsbehandlung ist im Bereich einer kritischen Zone langsamer Erregungsausbreitung möglich. Der Nachweis mitt-diastolischer Potentiale während laufender Tachykardie sowie ein „concealed entrainment" haben hinsichtlich der Identifizierung einer erfolgreichen Ablationsstelle die größte Bedeutung.

Bei fehlender struktureller Herzerkrankung ist das arrhythmogene Substrat in der Regel sehr umschrieben. Endokardiales Aktivierungsmapping mit Nachweis präsystolischer Aktivität und auch Pacemapping sind erfolgreiche Methoden, den Tachykardieursprung und die Stelle einer erfolgreichen Hochfrequenz-Applikation zu identifizieren. Nichterfolgreiche Energieabgaben hängen meistens mit einem eher epikardialen Ursprung der Tachykardie zusammen.

Literatur

1. Almendral J, Villacastin JP, Arenal A, Ortiz M, Osende J, Martinez-Sande JL, Delcan JL (1998) Value of different mapping strategies for ventricular Tachycardia: Sinus Rhythm and pace mapping, activation and entrainment mapping. In: Vardas PE (ed) Cardiac arrhythmias, pacing & electrophysiology. Kluwer London, S 113–120

2. Almendral JM, Gottlieb CD, Rosenthal ME, Stamato NJ, Buxton AE, Marchlinski FE, Miller JM, Josephson MEI (1988) Entrainment of ventricular tachycardia: explanation for surface electrocardiographic phenomena by analysis of electrograms recorded within the tachycardia circuit. Circulation 77: 569–580

3. Bogun F, Bahu M, Knight BP, Weiss R, Paladino W, Harvey M, Goyal R, Daoud E, Man KC, Strickberger A, Korady F (1997) Comparison of effective and ineffective target sites that demonstrate concealed entrainment in patients with coronary artery disease undergoing radiofrequency catheter ablation of ventricular tachycardia. Circulation 95: 183–190

4. Borggrefe M, Martinez-Rubio A, Karbenn U, Breithardt G (1989) Pacing interventions at the site of origin of VT: Improvement of results of catheter ablation. Circulation 80 (Supp II): 223

5. Brugada P, Abdollah H, Wellens HJJ (1985) Continuous electrical activity during sustained monomorphic ventricular tachycardia. Observations on is dynamic behaviour during the arrhythmia. Am J Cardiol 55: 402–411

6. Calkins H, Kalbfleisch SJ, El-Atassi R, Langberg JJ, Morady F (1993) Relation between efficacy of radiofrequency catheter ablation and site of origin of idiopathic ventricular tachycardia. Am J Cardiol 71: 827–833

7. Cassidy DM, Vassallo JA, Buxton AR, Doherty JU, Marchlinski FE, Josephson ME (1984) The Value of catheter mapping during sinus rhythm to localize site of origin of ventricular tachycardia. Circulation 69: 1103–1110

8. Cassidy DM, Vassallo JA, Buxton AR, Doherty JU, Marchlinski FE, Josephson ME (1984) Endocardial mapping in humans in sinus rhythm with normal left ventricles: activation patterns and characteristics of electrograms. Circulation 70: 37–42

9. Horowitz LN, Josephson ME, Harken AH (1980) Epicardial and endocardial activation during sustained ventricular tachycardia in man. Circulation 61: 1227–1238

10. Kay GN, Epstein AE, Plumb VJ (1988) Region of slow conduction in sustained ventricular tachycardia: endocardial recordings and functional characterization in humans. J Am Coll Cardiol 11: 109–116

11. Khan HH, Stevenson WG (1994) Activation times in and adjacent to re-entry circuits during entrainment: implications for mapping ventricular tachycardia. Am Heart J 127: 833–842

12. Klein LS, Shih HT, Hackett FK, Zipes DP, Miles WM (1992) Radiofrequency catheter ablation of ventricular tachycardia in patients without structural heart disease. Circulation 85: 1666–1674

13. Mehra R, Zeiler RH, Gough WB, El-Sherif N (1983) Reentrant ventricular arrhythmias in the late myocardial infarction period. 9. Electrophysiologic-anatomic correlation of reentry-circuits. Circulation 67: 11–24

14. Miller JM, Marchlinski FE, Buxton AE, Josephson ME (1988) Relationship between the 12-Lead electrocardiogram during ventricular tachycardia and endocardial site of origin in patients with coronary artery disease. Circulation 77: 759–766

15. Morady F, Harvey M, Kalbfleisch SJ, El-Atassi R, Calkins H, Langberg J (1993) Radio-frequency catheter ablation of ventricular tachycardia in patients with coronary artery disease. Circulation 87: 363–372

16. Morady F, Kadish AQ, Rosenheck S, Calkins H, Kou WH, de Buitleir M, Sousa J (1991) Concealed entrainment as a guide for catheter ablation of ventricular tachycardia in patients with prior myocardial infarction. J Am Coll Cardiol 17: 678–689

17. Morady G, Kadish AH, DiCarlo L, Kou WH, Winston S, de Buitleir M, Calkins H, Rosenheck S, Sousa JI (1990) Long-term results of catheter ablation of idiopathic right ventricular tachycardia. Circulation 82: 2093–2099

18. Nakagawa H, Beckman KJ, McClelland JH, Wang X, Arruda M, Santoro I, Hazlitt A, Abdalla I, Singh A, Gossinger H, Sweidan R, Hirao K, Widman L, Pitha JV, Lazzara R, Jackman WJ (1993) Radiofrequency catheter ablation of left ventricular tachycardia guided by a purkinje potential. Circulation 88: 2607–2617

19. Ohe T (1993) Idiopathic verapamil-sensitive sustained left ventricular tachycardia. Clin Cardiol 16: 139–141

20. Okumura K, Olshanky B, Henthorn RW, Epstein AE, Plumb VJ, Waldo AL (1987) Demonstration of the presence of slow conduction during sustained ventricular tachycardia in man: use of transient entrainment of the tachycardia. Circulation 75: 369–378

21. Rodriguez LM, Smeets JLRM, Timmermans C, Wellens HJJ (1997) Predictors for successful ablation of right- and left-sided idiopathic ventricular tachycardia. Am J Cardiol 79: 309–314

22. Stevenson WG, Middlekauff HR (1995) Electrophysiologic evaluation of ventricular tachycardia. In: Mandel WJ (ed) Cardiac arrhythmias. JB Liippincott, Philadelphia, S 711–746

23. Stevenson WG, Khan H, Sager P, Saxon LA, Middlekauff HR, Natterson PD, Wiener I (1993) Identification of reentry circuit sites during catheter mapping and radiofrequency ablation of ventricular tachycardia late after myocardial infarction. Circulation 88: 1647–1670

24. Stevenson WG, Weiss JN Weiner I, Rivitz SM, Nademanee K, Klitzner T, Yeatman L, Josephson M, Wohlgelernter D (1989) Fractionated endocardial electrograms are associated with slow conduction in humans: evidence from pace mapping. J Am Coll Cardiol 13: 369–376

25. Waxman HL, Josephson ME (1982) Ventricular activation during endocardial pacing: I. Electrocardiographic patterns related to the site of pacing. Am J Cardiol 50: 1–10

Anschrift des Verfassers:
Dr. Dietrich Kalusche
Herzzentrum Bad Krozingen
Südring 15
79189 Bad Krozingen

Erfahrungen und Umgang mit Mapping und Ablation in epikardialen Strukturen

E. G. Vester

Evangelisches Krankenhaus, Düsseldorf

Einleitung

Das Mapping im Koronarsinus und in der V. cordis magna ist seit über 10 Jahren etablierter Bestandteil der interventionellen ablativen Therapie des WPW-Syndroms, es dient hier zur Lokalisationsdiagnostik und Orientierungshilfe bei der Hochfrequenz(HF)ablation linksseitiger akzessorischer Leitungsbahnen, die entweder retrograd transaortal, ggf. transmitral oder antegrad transseptal erfolgt. Nur im Ausnahmefall wird das epikardiale Mapping in den verschiedenen Ästen des Koronarvenensystems zur Lokalisationsdiagnostik ventrikulärer Tachykardien (VT) oder gar zur Ablation selbst benutzt, ebenso selten wird im epikardialen Koronararteriensystem ein Mapping bzw. eine Ablation z.B. mittels Äthanol durchgeführt. Über Erfahrungen mit dem nichtchirurgischen transthorakalen epikardialen bzw. intraperikardialen Mapping bei ventrikulären Tachykardien liegen erste Berichte vor. In der eigenen Arbeitsgruppe konnten erste Erfahrungen mit multipolarem Mikrokathetermapping sowie ablativen Prozeduren in Koronarvenen und -arterien gesammelt werden. Die vorliegende Arbeit soll die bisher verfügbaren Daten zum epikardialen Mapping insbesondere bei ventrikulären Tachykardien vorstellen und diskutieren.

Koronarvenenanatomie

Die Koronarvenen verlaufen im wesentlichen parallel zu den zugehörigen Koronararterien. Entsprechend der Flußrichtung in den Kranzvenen steigt die V. interventricularis anterior im Sulcus interventricularis anterior bis zur Kranzfurche auf, hier ergießt sie sich zusammen mit der V. lateralis bzw. marginalis ventriculi sinistri in die V. cordis magna. Diese wendet sich im Sulcus atrioventricularis sinister nach links zur Zwerchfellfläche, nimmt hier die V. posterior bzw. die Vv. posteriores ventriculi sinistri auf und setzt sich zum Sinus coronarius fort. Die große V. cordis media, auch V. interventricularis posterior genannt, verläuft im Sulcus interventricularis posterior und ergießt sich zusammen mit dem Sinus coronarius in den rechten Vorhof in seinem posteroseptalen Abschnitt. Die kleinen

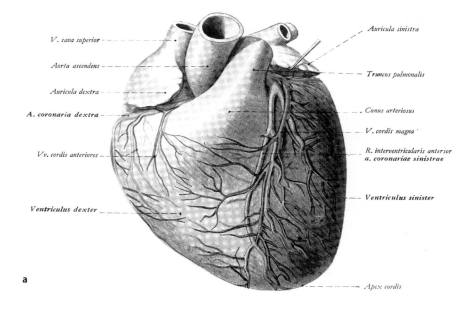

V. cava superior

Aorta ascendens

Auricula dextra

A. coronaria dextra

Vv. cordis anteriores

Ventriculus dexter

Auricula sinistra

Truncus pulmonalis

. Conus arteriosus

V. cordis magna '

R. interventricularis anterior
a. coronariae sinistrae

Ventriculus sinister

Apex cordis

a

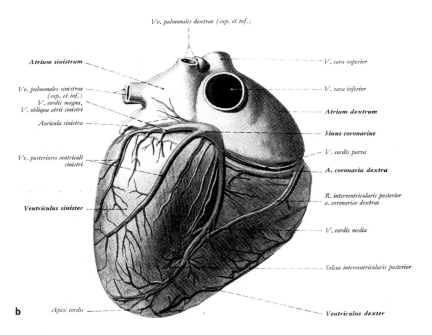

Vv. pulmonales dextrae (sup. et inf.)

Atrium sinistrum

Vv. pulmonales sinistrae
(sup. et inf.)
V. cordis magna,
V. obliqua atrii sinistri

Auricula sinistra

Vv. posteriores ventriculi
sinistri

Ventriculus sinister

V. cava superior

V. cava inferior

Atrium dextrum

Sinus coronarius

V. cordis parva

A. coronaria dextra

R. interventricularis posterior
a. coronariae dextrae

V. cordis media

Sulcus interventricularis posterior

Apex cordis

Ventriculus dexter

b

Abb. 1a und 1b. Koronarvenensystem nach (40)

Vv. cordis anteriores und Vv. cordis minimae (syn. Vv. thebesii) münden direkt in den rechten Vorhof (Abb. 1a und b).

Koronarvenenangiographie

Das Koronarvenensystem läßt sich angiographisch entweder indirekt nach Kontrastmittelinjektion in die Koronararterien in der venösen Phase oder direkt durch retrograde Injektion in die Koronarvenen darstellen. In der Regel ist es erforderlich, zuvor die V. cordis magna im proximalen koronarsinusostiumnahen Anteil mit einem Ballon zu blocken. Verwendung finden hier z.B. 7-French-Okklusionskatheter mit einem großlumigen Ballon 10 mm vor dem distalen Tip (Fa. Elecath), die nach Inflation des Ballons ein Abfließen des Kontrastmittels in den Sinus coronarius verhindern sollen (Abb. 2). Die Katheter können sowohl von der V. femoralis als auch der V. jugularis interna aus plaziert werden. Es ist bekannt, daß Koronarvenen eine ausgeprägte Anastomosenverbindung untereinander aufwei-

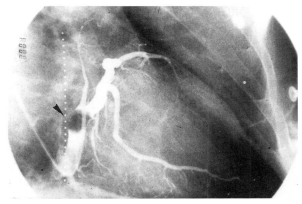

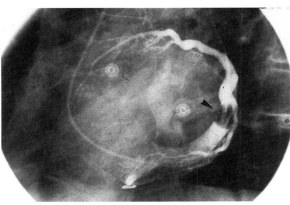

Abb. 2. Koronarvenenangiogramm unter Zuhilfenahme eines in den Koronarsinus eingeführten Okklusionskatheters (Pfeil).

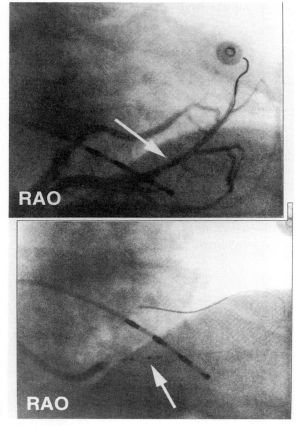

Abb. 3. a Koronarvenenanastomosen zwischen V. cordis media und Vv. posteriores ventriculis sinistri. **b** Mikrokatheter in der distalen V. interventricularis anterior, vorgeschoben über eine Schleuse, die tief in der V. cordis magna am oberen Umschlagpunkt liegt; der 0.010-Führungsdraht, über den der Mikroelektrodenkatheter (Tracer™, Cardima) vorgeschoben ist, endet mit der Spitze wieder im Koronarsinus. RAO = rechts anterior oblique; LAO = links anterior oblique.

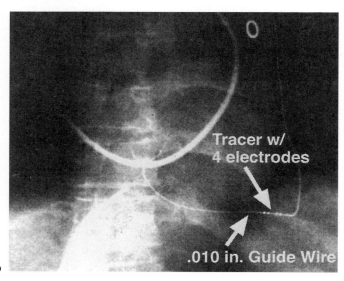

Tabelle 1. Angiographische Anastomosen von Koronarvenen nach De Paola (26) und linksventrikuläre Koronarvenendurchmesser (26). AIV = anteriore interventrikulare Vene; LM = linksmarginale Vene; PIV = posteriore interventrikulare Vene; PV = linksposteriore ventrikulare Vene

AIV-PIV	PIV-LM	PIV-PV	AIV-LM	AIV-PV
19/20	2/20	11/20	3/20	9/20
95 %	10 %	55 %	15 %	45 %

	distales Kaliber	mittl. Kaliber	proxim. Kaliber
AIV	1,11 (0,20) mm	1,69 (0,29) mm	2,82 (0,79) mm
PIV	1,85 (0,56) mm*	2,10 (0,60) mm*	3,20 (1,09) mm
PV	1,45 (0,27 mm*	2,40 (0,56) mm*	3,24 (0,81) mm

*p < 0.05

sen. Mit dem oben beschriebenen Kathetersystem führte De Paola (26) unlängst Koronarvenenangiographien bei 20 Patienten mit ventrikulären Tachykardien durch und konnte folgende Anastomosierungen finden: zwischen V. interventricularis anterior und posterior (syn. V. cordis media) in 95 % der Fälle, zwischen der V. cordis media und der V. marginalis ventr. sin. in 55 % und der V. interventricularis anterior und der V. posterior ventr. sin. in 45 % (Abb. 3a und b). Die angiographisch ermittelten Kaliber der Koronarvenen betrugen zwischen 2,8 und 3,2 mm im proximalen Anteil und zwischen 1,1 und 1,8 mm im distalen Gefäßabschnitt (Tabelle 1). Zur Darstellung der V. cordis media, die in den Sinus coronarius einmündet, ist der Okklusionskatheter nicht hilfreich; hier sollte zur Angiographie ein Katheter direkt in der Vene plaziert werden.

Die angiographische Darstellung des Koronarvenensystems ist grundsätzlich vor Durchführung eines Koronarvenenmappings sinnvoll und empfehlenswert, um die anatomisch sehr variable Morphologie des Kranzvenensystems für den gegebenen Fall zu dokumentieren und die Mappingprozedur gezielt im Hinblick auf die epikardiale Zielregion entsprechend dem vermuteten VT-Fokus strategisch zu planen.

Koronarvenenmapping

Akzessorische Leitungsbahnen

Das sog. Koronarsinusmapping bei akzessorischen Leitungsbahnen eignet sich naturgemäß nur für linksseitige Lokalisationen. Für die rechtsseitigen Bahnen stehen entsprechende sondierbare Koronarvenen nicht zur Verfügung (s. auch Abschnitt Koronarvenenanatomie), im Einzelfall kann ein Mapping in der rechten Koronararterie durchgeführt werden (s.u.).

Die seit Jahren in der klinischen Routine etablierte Technik sieht 6- oder 7-French-Katheter vor, die in der Regel mehrpolig angelegt und steuerbar sind und von der V. jugularis, subclavia, brachiocephalica oder femoralis aus in der V. cordis magna plaziert werden. Vorzugsweise wird heute aus Praktikabilitätsgründen der femorale Zugangsweg gewählt, um die Dauer der Gesamtprozedur so kurz wie möglich zu halten und den Patienten nicht an verschiedenen Stellen punktieren zu müssen. Nichtsdestotrotz ist es häufig aus anatomischen Gründen einfacher, den Koronarsinus von der oberen Hohlvene aus zu intubieren, d.h. mit transjugulärem oder subclavialem Zugang. Aufgrund des Durchmessers und der relativen Steifigkeit der Mappingkatheter besteht eine Schwierigkeit häufig darin, die V. cordis magna bis zum anterioren Abschnitt zu intubieren, so daß nach alternativen Techniken mit dünnkalibrigen Kathetern gesucht wurde (Abb. 4a-c). In einer Studie von Cappato (6) wurde bei 22 Patienten mit linksseitiger akzessorischer Bahn ein Koronarvenenmapping mit einem 2 French starken, 8poligen Katheter (Cosinus™, Dr. Osypka GmbH) durchgeführt. Der Koronarsinus wurde von der V. femoralis aus mittels eines 6 French starken Amplatz-2 oder -1-Führungskatheters kanüliert. Der eigentliche Mappingkatheter, selbst nicht steuerbar, wurde über einen Y-Adapter via Führungskatheter in die Koronarvene vorgeschoben. Bei gutem back-up läßt

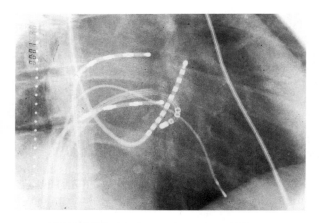

RAO

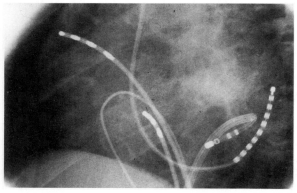

4a   LAO

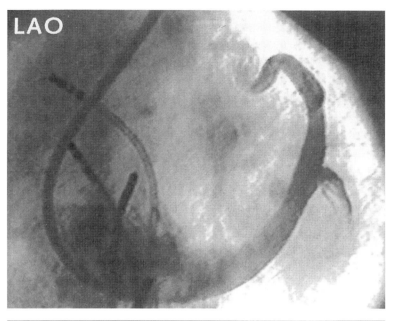

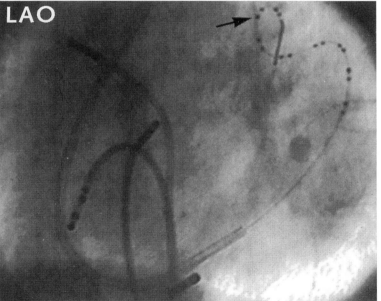

Abb. 4. a Konventionelles Kathetermapping mit 10poligem 7 French starkem steuerbarem Katheter in der V. cordis magna, ferner 4poligem Katheter in HRA- und HBE-Position sowie transseptale Mullinsschleuse und Hochfrequenzablationskatheter mit 4 mm TIP-Elektrode im linken Vorhof anteroseptal; **b** Koronarvenenangiogramm; **c** Positionierung eines 16poligen Mikrokatheters (Pathfinder™, Cardima) im distalen Anteil der V. cordis magna bis in den proximalen Anteil der V. interventricularis anterior reichend. HRA = hoher rechter Vorhof, HBE = His-Bündel-Elektrokardiogramm, RAO = rechts anterior oblique, LAO = links anterior oblique

sich in der Regel der Mikrokatheter leicht bis in die gewünschte anteriore Position vorschieben. In der Studie gelang die Kanülierung des Koronarsinus (CS) mittels Führungskatheter in 20 von 22 Fällen, in 2 Fällen war dies aus anatomischen Gründen bei nach kranial verlagertem CS-Ostium und Atresie des CS-Ostiums nicht möglich. Die Plazierung des Mappingkatheters gelang bei allen 20 Fällen nach im Mittel 0,8 Minuten (0,3–3,9 min). Die im Rahmen dieser Untersuchung gemessene Länge des Koronarvenentraktes vom CS-Ostium bis zum Sulcus interventriculis betrug 10,4 ± 1,7 cm (8,4–12,1 cm). Die Lokalisationsdiagnostik bei 21 Bahnen ergab einen Ursprung bzw. Verlauf am anterioren bis anterolateralen Mitralannulus in 9 Fällen, eine laterale Lokalisation in 9 Fällen und eine posteriore bis postero-

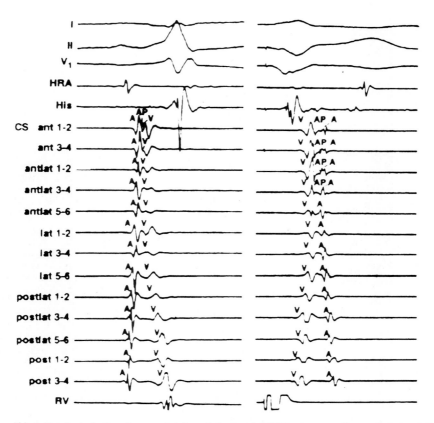

Abb. 5. Mapping in der V. cordis magna bei einem Patienten mit WPW-Syndrom unter Verwendung eines 2-French-on-the-wire-multipolaren Mikroelektrodenkatheters (Cosinus™, Osypka GmbH), dessen distales Ende (CS ant. 1–2) im anterioren Sulcus interventricularis liegt, nach Cappato (6). Während Sinusrhythmus wird die früheste ventrikuläre Aktivierung am distalen CS-Elektrodenpaar, lokalisiert in der Nähe des anterioren Mitralannulus, registriert. Während ventrikulärer Stimulation wird die früheste atriale Aktivierung im Bereich der proximalen CS-Elektrode (ant. lat. 5–6) registriert, welche im Bereich der anterolateralen Mitralannulusregion positioniert ist. Ein distinktes akzessorisches Bahnpotential wird während Sinusrhythmus in CS ant. 1–2 und während ventrikulärer Stimulation von CS ant. 1–2 bis CS ant. lat. 3–4 registriert als Hinweis auf einen Querverlauf der akzessorischen Bahn. HRA = hoher rechter Vorhof, RV = rechter Ventrikel, CS = Korronarsinus

laterale Lokalisation in 3 Fällen. Die Katheterablation erfolgte von endokardial aus mit einem üblichen Ablationskatheter. Von 21 akzessorischen Bahnen wurden Bahnpotentiale vom Koronarsinuskatheter an der Stelle der erfolgreichen Ablation in 18 Fällen (86 %) registriert. In 11 Fällen (61 %) wurden Bahnpotentiale von zwei oder mehr benachbarten Elektroden als Hinweis auf einen Querverlauf der akzessorischen Bahn erfaßt (Abb. 5); 10 der 18 Bahnen leiteten bidirektional.

Das Koronarsinusmapping mittels multipolarer Mikrokatheter via Führungskatheter stellt mithin eine erfolgversprechende technische Alternative zum üblichen größerkalibrigen steuerbaren Mappingkatheter dar, insbesondere in Fällen, in denen eine weit anteriore Lokalisation der linksseitigen Bahn vorliegt bzw. vermutet wird. Neben den Führungskathetern mit fester Kurvenform kommen neuerdings auch steuerbare Führungskatheter (Naviport™, Cardima) in Betracht.

Ventrikuläre Tachykardien

Die eigentliche Domäne des Koronarvenenmappings unter Einbeziehung aller Haupt- und Nebenäste sind die ventrikulären Tachykardien. In ca. 15 % aller ventrikulären Tachykardien liegen kritisch-essentielle Anteile des Reentry-Kreises

Tabelle 2. Epikardiales Venenangiogramm, Simultanmapping mit Mikrokathetern in verschiedenen Koronarvenen und Hochfrequenzablation (endokardial) nach De Paola (26). AIV = anteriore interventrikulare Vene; CMP = Kardiomyopathie; Endoc-RF = endokardiale Radiofrequenz-Ablation; Epic-CE = epikardiales Concealed Entrainment; Epic-PSA = epikardiale präsystolische Aktivität; ILVT = idiopathische linksventrikuläre VT; PIV = posteriore interventrikulare Vene; PV = linksposteriore ventrikulare Vene

Patient	Alter [J]	Ätiologie	Gefäß	Epic-PSA	Epic-CE	Endoc-RF Erfolg
1	62	Chagas	PV	–	–	+
2	58	Chagas	PV	30	–	+
3	65	MI-Inf	PV	40	–	+
4	59	CMP	IAV/PIV	30	–	–
5	59	ILVT	AIV	–	–	+
6	42	CMP	PV (2)	–	–	–
7	55	Chagas	PV	80	+	+
8	71	MI-Ant	AIV	–	–	–
9	52	MI-Inf	PV (2)	40	+	+
10	76	RVOT	AIV	–	–	+
11	35	Chagas	PIV	–	–	–
12	29	CMP	AIV/PIV	–	–	–
13	42	Chagas	PV	–	–	+
14	47	Chagas	PV (2)	–	–	–
15	62	Chagas	AIV	–	–	–
16	71	MI-Ant	AIV/PIV/SCV	–	–	–
17	72	Chagas	PV	–	–	+
18	45	ILVT	AIV	–	–	–
19	71	MI-Inf	AIV	–	–	–
20	46	Chagas	PV	80	–	+

in der subepikardialen Muskulatur; dies scheint in einem kleineren Teil von ischämischer Herzerkrankung (14, 19, 32), insbesondere aber bei nicht ischämischen Grundkrankheiten wie dilatative Kardiomyopathie, Myokarditis und Chagas-Erkrankung der Fall zu sein (2, 26).

Zur Anwendung kommen hier überwiegend 2,3 bis 2,5 French starke 8- bis 16polige Mikrokatheter (Fa. Cardima). Bei 20 Patienten mit anhaltenden ventrikulären Tachykardien auf dem Boden eines abgelaufenen Myokardinfarktes in 25 %, einer dilatativen Kardiomyopathie in 15 %, einer Chagas-Erkrankung in 45 % und fehlender struktureller Herzerkrankung in 15 % führte De Paola Mappinguntersuchungen in den epikardialen Venen nach Koronarvenenangiogramm mittels eines 7-French-Okklusionskatheters durch (26). Der Angiographiekatheter wurde von der V. jugularis interna aus plaziert. Nach Inflation des 10 mm von der Spitze entfernten Ballons wurden 5–10 ml Kontrastmittel in die distalen und proximalen Anteile des CS injiziert. Anschließend wurden über einen El-Gamal-II-Führungskatheter (Medtronic) ein 16poliger over-the-wire-Mikrokathe-

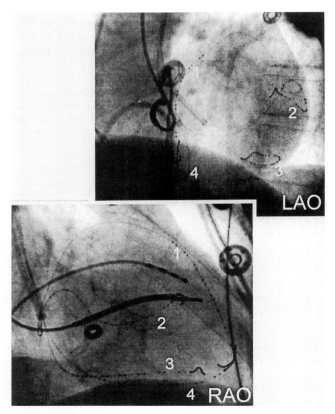

Abb. 6. Simultanes Mapping unter Verwendung von vier 16poligen Mikrokathetern (Pathfinder™, Cardima) mit Positionierung in der V. interventricularis anterior (1), der V. lateralis ventriculi sinistri (2), der V. posterior ventriculi sinistri (3) und der V. cordis media (4). Darstellung in LAO- und RAO-Projektion (nach De Paola, Sao Paulo). LAO = links anterior oblique, RAO = rechts anterior oblique

ter (Tracer™, Cardima) oder ein 8poliger on-the-wire-Mikrokatheter (Pathfinder™, Cardima) im Koronarvenensystem, d.h. der V. interventricularis anterior (AIV), der V. interventricularis posterior (PIV) und der V. marginalis sinistra (LMV) positioniert. Bei 6 Patienten erfolgte ein simultanes Mapping mit mehreren Kathetern in 2 bzw. 3 Venen zeitgleich. Zur Identifizierung der Tachykardieursprungsorte wurden präsystolische Aktivierung, Pacemapping und concealed entrainment herangezogen. Das epikardiale Mapping zeigte bei 6 Patienten präsystolische Aktivierungen zwischen –30 und –80 ms und concealed entrainment bei 2 Patienten. Zusätzlich erfolgte ein konventionelles endokardiales Mapping bei allen Patienten. Nach epi- und endokardialem Simultanmapping konnte bei 9 von 14 Patienten eine erfolgreiche impedanz- oder temperaturkontrollierte Hochfrequenzablation von der endokardialen Seite aus durchgeführt werden (Tabelle 2). Hierbei erwiesen sich die epikardial positionierten Katheter in den 6 genannten Fällen (Mapping-kriterien: vorzeitige Aktivierung und concealed entrainment) als entscheidende Wegweiser für den endokardial plazierten Katheter, wobei es sich überwiegend um posteriore Lokalisationen handelte.

Das epikardiale Venenmapping scheint damit realisierbar, technisch sicher und einfach durchführbar zu sein. Voraussetzung ist, daß eine oder mehrere Venen in der Nähe des VT-Fokus liegen. Möglicherweise sind die posterioren Abschnitte mit einer höheren Mappingerfolgsrate verbunden. Hilfreich kann ein Multikathetermapping sein. Abbildung 6 zeigt 4 Mikroelektrodenkatheter, die simultan in 4 verschiedenen Koronarvenen plaziert sind. Einschränkend ist festzustellen, daß sich nicht immer alle Venenabschnitte aus anatomisch-technischen Gründen sondieren lassen.

Koronararterienmapping

Hierzu gibt es in der Literatur keine Berichte. In der eigenen Arbeitsgruppe haben wir bei wenigen Patienten (n = 3) mit akzessorischer Leitungsbahn bei rechtslateraler Lokalisation durch Mapping in der rechten Koronararterie unter Verwendung eines multipolaren Mikrokatheters Leitungsbahnpotentiale lokalisieren können und diese Stellen als Orientierungspunkte zur Steuerung des endokardialen Ablationskatheters genutzt. Nach Einlegen eines RCA-Führungskatheter wurde nach Heparinisierung der 16polige over-the-wire-Mikrokatheter (Tracer™, Cardima) via Y-Adapter und 0.010-French-Draht in die Arterie vorgeschoben. Abbildung 7a zeigt die Originalregistrierung eines Potentials einer akzessorischen Leitungsbahn am proximalen Ende eines Mikrokatheters plaziert in der rechten Koronararterie. Das am weitesten proximal gelegene Elektrodenpaar (15–16) lag im Ostiumbereich der RCA (Abb. 7b); das Bahnpotential weist eindeutig auf den epikardialen Verlauf der akzessorischen Bahn hin. Eine Hochfrequenzablation dieser Bahn vom Endokard aus war zuvor – auch in Ermanglung eines wegweisenden Bahnpotentials – gescheitert. Eine operative Durchtrennung am offenen Herzen wäre hier die einzige Therapiealternative gewesen. In anderen Fällen mit mehr distal lokalisiertem intraarteriellem Bahnpotential konnte eine Ablation der zumeist anterolateral gelegenen Bahnen vom Endokard aus erfolgreich durchgeführt werden.

Ein intraarterielles Mapping zur Lokalisation eines VT-Fokus wurde bei einem Patienten mit epikardial gelegenem VT-Fokus auf dem Boden einer dilatativen

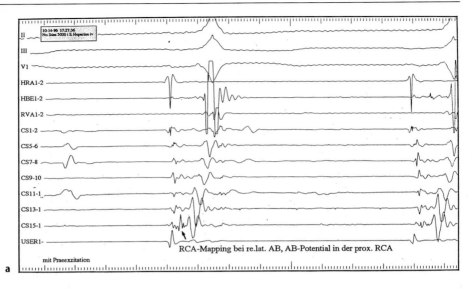

RCA-Mapping bei re.lat. AB, AB-Potential in der prox. RCA

mit Praeexzitation

a

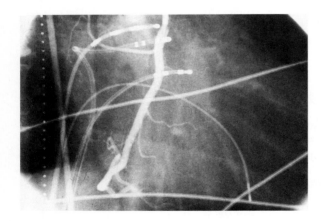

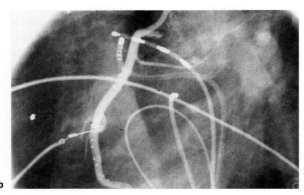

b

Abb. 7. a Intraarterielles Mapping in der rechten Koronararterie bei einem Patienten mit rechtsseitiger epikardial verlaufender akzessorischer Bahn während Sinusrhythmus. Früheste ventrikuläre Aktivierung und Darstellung eines akzessorischen Bahnpotentials (kleiner Pfeil) im proximalen Elektrodenpaar (CS 15-1) eines 16poligen Mikrokatheters, **b** Positionierung des 16poligen over-the-wire-Mikrokatheters (Tracer™, Cardima) in der rechten Koronararterie über einen 0.010-Führungsdraht (weiße Elektrodenpunkte, unteres Bild). Beachte zusätzlich den mehrpoligen Hochfrequenzablationskatheter in der Nähe des Ostiums der RCA, positioniert von der gegenüberliegenden endokardialen Seite. HRA = hoher rechter Vorhof, HBE = His-Bündel-Elektrokardiogramm, RVA = Rechtsventrikulärer Apex, CS = Koronarsinus, RCA = rechte Koronararterie

Kardiomyopathie (s.u.) und 2 Patienten mit postinfarzieller ventrikulärer Tachykardie vorgenommen (Abb. 8a und b). Komplikationen etwa in Form von Koronarthrombosen oder Koronarspasmen wurden in allen 6 Fällen nicht beobachtet.

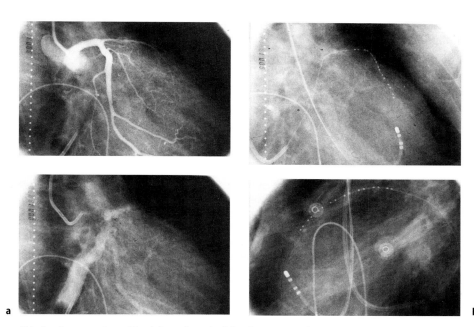

a

b

Abb. 8. a Koronarangiographie mit Darstellung der linken Koronararterie bei einem Patienten mit chronisch rezidivierenden ventrikulären Tachykardien bei Zustand nach Vorderwandinfarkt und Ausbildung eines Vorderwandaneurysmas. Der R. interventricularis stellt sich nur noch schemahaft dar (a oben). In der Spätphase indirekte Darstellung des Koronarvenensystems unter Verwendung eines Koronarsinusokklusionskatheters (Fa. Elecath) (a unten). Anschließend Einlegen eines 16poligen Mikrokatheters (Pathfinder™, Cardima) über den Koronarsinus, die V. cordis magna in die V. interventricularis anterior. Von retrograd liegt transaortal ein 4poliger Hochfrequenzablationskatheter mit 4-mm-Tip-Elektrode am Endokard in der mittleren Anteroseptalregion am Endokard (**b**)

Transthorakales epikardiales Mapping

Mapping in Koronarvenen und -arterien ist limitiert durch die Führung entlang des Verlaufs der Gefäße und setzt für den Ablationserfolg einerseits die Nähe des Fokus zum Gefäßverlauf und andererseits die Erreichbarkeit des avisierten Gefäßes – problematisch sind hier insbesondere die distalen Abschnitte – voraus. Im Hinblick auf diese Einschränkungen entwickelte Sosa eine transthorakale Technik mit dem Ziel, das gesamte Epikard vom Perikardsack aus abtasten zu können, ohne durch die Gefäßführung von Koronarvenen oder -arterien eingeschränkt zu sein. Nach transkutaner Perikardpunktion und Einlegen einer 8-French-Schleuse – in tiefer

Sedierung und unter Durchleuchtungskontrolle – konnte ein vollständiges Mapping des rechts- und linksventrikulären Epikards mit einem steuerbaren 7-French-Mappingkatheter vorgenommen werden (Abb. 9a und b). Bei 3 Patienten mit anhaltenden ventrikulären Tachykardien auf dem Boden einer Chagas-Erkrankung ließ sich ein epikardialer Reentrykreis sichern (29). In einer weiteren Studie führte Sosa im Anschluß an das transthorakale Mapping bei 6 von 10 konsekutiven Patienten mit ventrikulären Tachykardien auf dem Boden einer Chagas-Erkrankung eine epikardiale Hochfrequenzablation durch (30). Die Lokalisation des Fokus durch epikardiales Mapping ergab eine Vorzeitigkeit während ventrikulärer Tachykardie von 107 ± 80 ms sowie mittdiastolische Potentiale oder kontinuierliche elektrische Aktivität bei 7 Patienten. Die ventrikulären Tachykardien konnten nach 4,8 ± 2,9 Sekunden durch die Stromabgabe terminiert werden und waren im weiteren nicht mehr auslösbar. Dagegen konnten die endokardial abladierten ventrikulären Tachykardien bei 4 Patienten erst nach 20 ± 14 Sekunden unterbrochen werden und waren in allen Fällen erneut induzierbar. Als Komplikationen traten einmal ein drainagepflichtiges Hämoperikard und in 3 Fällen eine folgenlose, sterile Perikarditis auf. Sicherlich ist diese neue Möglichkeit des epikardialen Zugangs sehr effektiv, bedarf aber hinsichtlich der Sicherheit noch weiterer Überprüfung. Der Vergleich des endokardialen und epikardialen Mappings ist in Tabelle 3 wiedergegeben.

Tabelle 3. Mapping und Ablation epikardialer ventrikulärer Tachykardien bei Chagas-Erkrankung mit transthorakalem Epikardzugang (nach 29, 30). RVA = Rechtsventrikulärer Apex, SR = Sinusrhythmus, VT = Ventrikuläre Tachykardie

---

Methodik

- Perikardpunktion in tiefer Sedierung (Midazolam, Fentanyl)

Technik

Epidurales Einführungsbesteck
- Vorschieben von subxiphoidal unter fluoroskopischer Kontrolle mit fortlaufender KM-Injektion, bis Epikardraum erreicht ist
- Einbringen eines Floppy-Führungsdraht in den Perikardraum
- Einlegen einer 8-F-Schleuse über den Draht
- Einführen eines 7-F-steuerbaren Mappingkatheters in den Perikardsack

→ Anschließend endo- und epikardiales Mapping während SR und VT

Ergebnisse

Mappingkriterien	Endokardiale Applikation n = 4	Epikardiale Applikation n = 10
frühestes RVA-Signal zum QRS	−75 ± 55 s	− 107 ± 60 s
Mitt-diast. (MD) Potentiale oder kontinuierliche elektr. Aktivität	2 VTs	5 VTs
Concealed Entrainment	2 VTs	3 VTs
Ablationszeit	20,2 ± 14 s	4,8 ± 2,9 s
Reinduktionsrat	alle VTs	nicht induzierbar

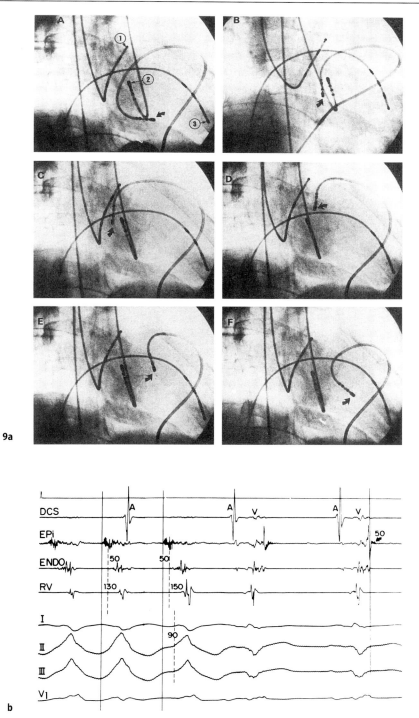

9a

b

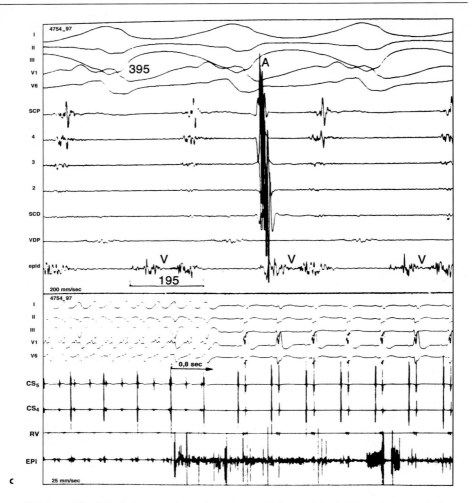

Abb. 9. a Epikardiales Kathetermapping nach transkutaner Perikardpunktion bei einem Patienten mit Chagas-Erkrankung und ventrikulären Tachykardien (nach 29). Der epikardiale Mappingkatheter (Pfeil) kann leicht manipuliert und an verschiedene Positionen im Epikardialraum plaziert werden. Darstellung in der RAO 60 °-Projektion. 2 = endokardialer linksventrikulärer Katheter; 3 = rechtsepikardialer Katheter. **b** Aktivierungsmapping während ventrikulärer Tachykardie im Rahmen des epikardialen Mappings. Die epikardialen Elektrokardiogramme gehen dem Beginn des QRS-Komplexes bzw. dem endokardialen Elektrogramm um 90 bzw. 50 ms voraus. Während Sinusrhythmus zeigt das epikardiale Elektrokardiogramm verspätete und fraktionierte Elektrokardiogramme 50 ms nach Ende des QRS-Komplexes im Sinne eines lokalen Spätpotentials. **c** Aktivierungsmapping bei einem weiteren VT-Patienten, erzielt durch transthorakales epikardiales Mapping. Das epikardiale Elektrokardiogramm geht dem Beginn des QRS-Komplexes um 195 ms voraus. An dieser Stelle wurde mittels Hochfrequenzstromapplikation im Epikard die ventrikuläre Tachykardie nach 0,8 s terminiert und war im weiteren nicht mehr auslösbar (nach 30). SCP = proximal coronary sinus, SCD = distal coronary sinus, EPI = epicardial signal, ENDO = endocardial signal, RV = right ventricle, VDP = proximal bipole signal from the right ventricular endocardial catheter

Zusammenfassend läßt sich feststellen, daß vor allem bei der Chagas-Erkrankung eine Prävalenz epikardialer Erregungskreise besteht und Herde ventrikulärer Tachykardien mit hoher Effizienz im direkten epikardialen Zugang nach transthorakaler Perikardpunktion entsprechend der üblichen Mappingkriterien abladiert werden können. Dabei scheint die Effizienz der epikardialen Ablation der der endokardialen Ablation überlegen zu sein, wie man an der kurzen Terminierungszeit unter HF-Abgabe und der geringen Rezidivrate ablesen kann. Die Notwendigkeit, transmurale Läsionen zu erzielen, ist offensichtlich nicht gegeben, wenn man sich nahe genug mit dem Ablationskatheter am Fokus befindet (zur Terminierung einer ventrikulären Tachykardie durch Hochfrequenzstrom im Epi-/Perikardraum, Abb. 9c).

Intraoperatives epikardiales Mapping und Nd:YAG-Laserablation

Intraoperative Mappingverfahren und endokardiale chirurgische Ablationsverfahren wie partielle Circumcision, Endokardresektion oder Kryokoagulation sind bekannt und hinlänglich beschrieben (5, 9, 12, 31). Ein rein epikardialer Zugang wurde bisher kaum beschrieben. Wie Pfeiffer kürzlich bei Patienten mit postinfarzieller ventrikulärer Tachykardie zeigen konnte, ist die Ablation eines VT-Fokus auch durch Laserenergie möglich und kann sehr effektiv im Rahmen einer Operation am offenen Herzen von der epikardialen Oberfläche des Herzens aus erfolgen. Bei 9 Patienten mit anhaltenden ventrikulären Tachykardien und signifikanter bypasspflichtiger KHK konnten durch intraoperatives epikardiales Mapping während induzierter VT mittdiastolische Potentiale bei 3 und vorzeitige Aktivierungen bei 8 Patienten demonstriert werden. Die epikardiale Applikation von Nd:YAG-Laserenergie an den Stellen der frühesten epikardialen Aktivierung führte bei 7 Patienten zur Terminierung der VT. Eine Ventrikulotomie war bei keinem Patienten erforderlich. 7 Patienten blieben im weiteren Verlauf rezidivfrei (27).

Koronarvenenablation

Akzessorische Bahnen

Akzessorische Bahnen können in einem hohen Prozentsatz (> 95 %) vom Endokard aus mittels Hochfrequenzustrom abladiert werden. Es bleibt jedoch ein kleiner Anteil von Bahnen, die sich gegenüber einer konventionellen Ablation refraktär verhalten; hier wird häufig ein epikardialer Verlauf vermutet. So konnte in einigen Fällen linksseitiger WPW-Syndrome bei Nachweis hochamplitudiger Bahnsignale im Koronarsinus bzw. in Koronarsinusdivertikeln die Bahn auch nur in diesem Bereich abladiert werden (18, 35). Es konnte gezeigt werden, daß Koronarsinusäste häufig parallel zu akzessorischen Bahnen verlaufen (1). Kürzlich berichtete O'Connor über die erfolgreiche Ablation einer linksseitigen posteroseptalen Bahn in der V. cordis media bei einem 6jährigen Jungen (24). Nach erfolgloser HF-Applikation inferomedial im rechten Vorhof anterior zum CS-Ostium wurde eine CS-Mapping durchgeführt, welches die früheste ventrikuläre Aktivierung posteroseptal zeigte. Ein CS-Angiogramm zeigte einen ektatisch erweiterten proximalen Abschnitt, wo die früheste präsystolische Aktivierung während Sinusrhythmus mit Präexzitation dokumentiert werden konnte (Abb. 10a). Die HF-Abgabe in diesem Abschnitt führte zur sofortigen Beseitigung der antegraden (Präexzitation) und retrograden Leitung über die akzessorische Bahn (Abb. 10b).

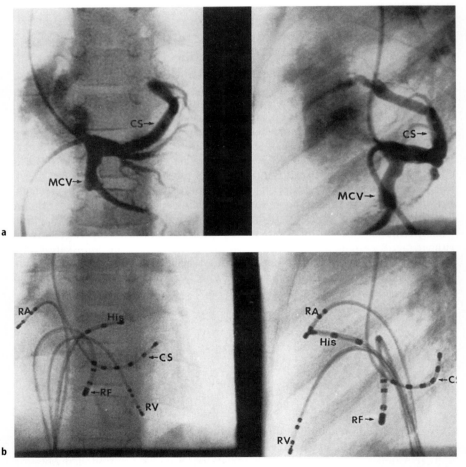

Abb. 10. a Koronarvenenangiogramm bei einem 6jährigen Kind mit einer posteroseptalen akzessorischen Bahn (nach 24). Darstellung einer großen V. cordis media mit leichter aneurysmatischer Erweiterung im Bereich des proximalen Anteils. MCV = middle cardial vein (V. cordis media). **b** Katheterpositionierungen: 6poliger Katheter im Koronarsinus bzw. der V. cordis magna. Mehrpolige Katheter im rechten Ventrikel, am His-Bündel und im hohen rechten Vorhof; ferner ein 4poliger Katheter mit 4-mm-Tip-Elektrode in der V. cordis media. An dieser Stelle konnte die akzessorische Bahn erfolgreich abladiert werden. CS = Coronarsinus, MCV = middle cardiac vein, RA = rechtes Atrium, RF = Radiofrequency-Katheter, RV = rechter Ventrikel

Angiographische und elektrophysiologische Kontrollen nach 8 Wochen zeigten keine ablationsinduzierten anatomischen Veränderungen im Koronarvenenbereich, die akzessorische Bahn war anhaltend beseitigt.

Bei der Ablation im Koronarsinus und in Koronarvenen ist zu bedenken, daß der umschriebene, nahezu abgeschlossene Raum mit niedrigem Fluß, den diese Strukturen darstellen, ein erhöhtes Risiko einer Perforation bzw. Perikardtamponade während einer HF-Abgabe in sich bergen, zudem der konvektive Hitzeverlust geringer als in anderen intrakardialen Strukturen ist. Darüber hinaus kann es zu einem Hitzeschaden der in unmittelbarer anatomischer Nähe verlaufenden korrespondierenden Koronararterie kommen. Dies gilt insbesondere für die V. cordis media, die mit der A. interventricularis posterior in einem gemeinsamen Gefäßbett verläuft. Daher dürfen nur temperaturgesteuerte Ablationsverfahren zum Einsatz kommen; die voreingestellten Temperaturen sollten bei max. 60° C liegen, um Überhitzungen mit konsekutiven arteriovenösen Gefäßschäden zu vermeiden.

Ventrikuläre Tachykardien

Im Gegensatz zur Katheterablation supraventrikulärer Tachykardien stellt diese Technik bei ventrikulären Tachykardien immer noch ein experimentelles Verfahren mit einer Akut- bzw. Langzeiterfolgsrate von ca. 70 bzw. 55 % dar (8, 17, 21, 34, 38, 39). Die meisten VT-Foki, insbesondere wenn es sich um postinfarzielle Reentry-Tachykardien handelt, liegen in subendokardialen Myokardschichten (14). Bei ventrikulären Tachykardien auf dem Boden einer dilatativen Kardiomyopathie (10), einer Chagas-Erkrankung (29, 30) oder ohne erkennbare Grundkrankheit (2) wurden vereinzelt epikardiale Ursprünge beschrieben. Ergebnisse von Ablationen in Koronarvenen mit Kochsalzkühlung liegen bisher nahezu ausschließlich von experimentellen Versuchen vor (20, 22). Kürzlich beschrieb Stellbrink einen Fall einer Adenosin-sensitiven unaufhörlichen VT aus dem Bereich der lateralen linksventrikulären Wand bei einer jungen Patientin mit dem Bild einer milden Form einer dilatativen Kardiomyopathie (33). Mittels endokardialem Aktivierungs- und Pacemapping konnten keine optimalen Mappingkriterien ermittelt werden, wie sie üblicherweise bei endokardialem Ursprung gefunden werden. Multiple HF-Abgaben an der relativ „besten" Stelle, die die lokale Aktivierung gleichzeitig mit dem Beginn des QRS-Komplexes im Oberflächen-EKG und nicht vorher zeigte, führten denn auch nicht zur anhaltenden Suppression der VT. In einer zweiten Sitzung wurde bei vermutetem epikardialem Ursprung ein Koronarvenenmapping unter Verwendung eines 8poligen Mikrokatheters (Pathfinder™, Cardima) durchgeführt, welches die früheste epikardiale Aktivierung in der V. posterolateralis ventriculi sinistri zeigte. Ein nahezu identisches Pacemapping konnte in diesem Koronarvenenbereich erzielt werden. Die eigentliche Ablation erfolgte mit einem steuerbaren 7-F-Ablationskatheter (Marinr™, Medtronic) und führte mit einer einzigen Stromabgabe (70 °C, 60 s, mittlere Power 5 W) zu einer sofortigen und dauerhaften VT-Suppression (Abb. 11).

Um die Gefahr einer Überhitzung während der HF-Abgabe zu vermeiden, wurden in Tierversuchen Elektroden getestet, die durch Kochsalzlösung während der Stromapplikation gekühlt wurden (20, 22). Aber auch mit dieser Technik wurden

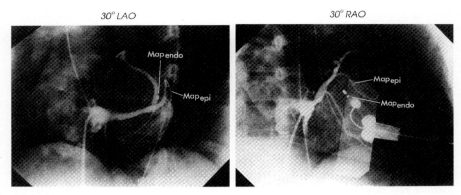

Abb. 11. Koronarangiographie und Koronarvenenablation bei einer Patientin mit unaufhörlicher Adenosin-sensitiver ventrikulärer Tachykardie (nach 33). Ein Standardmappingkatheter (Map$_{endo}$) ist im Bereich der lateralen freien Wand des linken Ventrikels an der Stelle der frühesten ventrikulären Aktivierung und des optimalen Pacemappings auf der endokardialen Seite positioniert. Ein 8poliger, 2 French starker Multielektrodenkatheter (Cardima) ist auf der gegenüberliegenden Seite in einem Seitenast der V. cordis media plaziert. Erfolgreiche Ablation in diesem Seitenast mit einem konventionellen, steuerbaren 7-French-Ablationskatheter (Marinr™, Medtronic). LAO = links anterior oblique, RAO = rechts anterior oblique

Läsionen der Koronarvene sowie der parallel verlaufenden Arterie beobachtet, so daß derzeit noch keine Standardisierung dieses Ablationszuganges vorliegt und die Technik nur für refraktäre Fälle in Betracht kommt. Nach unveröffentlichten Berichten könnte die Verwendung einer gepulsten Stromabgabe im Verein mit Kühlung der Katheterspitze einen Vorteil hinsichtlich Effektivität und Sicherheit bringen (Jackman, Kongressmitteilung).

Alkoholablation

Ende der 80er sowie zu Beginn der 90er Jahre wurde angesichts der hohen Operationsletalität antitachykarder chirurgischer Eingriffe sowie der z.T. unbefriedigenden Ergebnisse der endokardialen Katheterablation mittels Gleich- und Hochfrequenzstrom nach neuen Möglichkeiten gesucht, mittels interventioneller Techniken einerseits den AV-Knoten durch Äthanolinjektion in die AV-Knotenarterie (15, 28) zu abladieren, andererseits Arrhythmiefoki chronisch rezidivierender ventrikulärer Tachykardien (CRVT) auszuschalten. In klinischen und experimentellen Untersuchungen bei rezidivierenden ventrikulären Tachykardien konnte von verschiedenen Untersuchern bei ischämischen und nichtischämischen Herzerkrankungen gezeigt werden, daß nach Identifikation der Arterie, die für die Blutversorgung des arrhythmogenen Areals verantwortlich ist, eine Balloninflation oder eine Injektion von kalter Kochsalzlösung zu einer abrupten Terminierung der Tachykardie und im weiteren die Injektion von hochprozentiger steriler Äthanollösung (1–2 ml intrakoronar) zu einer dauerhaften Suppression der ventrikulären Tachykardie führen kann (3, 16, 23, 25). Als Ursache wird eher ein direkter toxischer Effekt auf das Myokard denn die Okklusion der versorgenden Arterie selbst angenommen (13). Bei 3 Patienten mit sog. „unaufhörlicher" („incessant") ventrikulärer Tachykardie in der chronischen Phase nach Myokardinfarkt führte Burgada 1989 (4) erstmals diese Methode beim Menschen durch. Nach angiographischer Identifikation der versorgenden Arterie wurde zunächst isotone Kochsalzlösung intrakoronar appliziert. Nach positivem Ergebnis, d.h. Sofortterminierung der Tachykardie, wurde 96 %iges Äthanol in einer Dosis von 1,5 ml bei 2 Patienten und 6 ml bei einem Patienten intrakoronar injiziert. Bei 2 Patienten war die Ablation akut und dauerhaft erfolgreich, bei dem dritten Patienten kam es nach einem Monat aufgrund von Kollateralenbildung zum arrhythmogenen Areal zur erneuten Entwicklung ventrikulärer Tachykardien, die wiederum erfolgreich abladiert werden konnten. Ein Patient entwickelte nach Alkoholinjektion in das hohe ventrikuläre Septum einen temporären kompletten AV-Block. DeMaio (7) schlug 1990 die Alkoholinjektion via konventionelle Ballonkatheter vor, um ein sog. Rückfluten („back wash") in die proximalen Anteile der Arterie zu verhindern. De Paola (25) konnte bei Patienten mit unauffälliger ventrikulärer Tachykardie auf dem Boden einer Chagas-Erkrankung nach selektiver Koronarangiographie diejenige Koronararterie identifizieren, die das arrhythmogene Areal mit Blut versorgte und injizierte Äthanol über ein konventionelles Angioplastiesystem in einen Seitenast des R. circumflexus und 2 Tage später in das proximale Segment der Arterie. In der Folge kam es zu einer anhaltenden Terminierung der ventrikulären Tachykardie. Die angiographische Kontrolle zeigte eine Okklusion des Seitenastes, es kam zu einem diskreten Anstieg der Herzenzyme, die linksventrikuläre Auswurffraktion blieb unverändert, Komplikationen traten nicht auf. In einer ersten größeren Studie unter Einbeziehung von 23 Patienten mit anhaltenden ventrikulären Tachykardien, die sich gegenüber konventionell antiarrhythmischer Therapie refraktär erwiesen hatten, konnte die ventrikuläre Tachykardie durch Injektion von Kochsalzlösung oder Kontrastmittel bei 11 Patienten terminiert werden (15, 16). Nach Äthanolinjektion war die ventrikuläre Tachykardie nur noch bei einem Patienten unmittelbar nach der Infusion induzierbar, während bei einer Kontrollstimulation nach einer Woche die Tachykardie bei 2 weiteren Patienten auslösbar war. Die linksventrikuläre Auswurffraktion betrug vor versus nach Ablation 33 resp. 35 %. Es traten ein kompletter atrioventrikulärer Block bei 4 Patienten und einer Perikarditis bei einem Patienten auf. In einer Dosisfindungsstudie im Tierversuch zeigte Haines (11), daß Äthanolkonzentrationen über 50 % am effektivsten sind, um große linksventrikuläre Läsionen zu erzielen, die in diesem Ausmaß offensichtlich zur Arrhythmiesuppression notwendig sind; gleichzeitig sind höherprozentige Injektionen jedoch mit einem größeren Risiko einer Verschlechterung der linksventrikulären Funktion und einer höheren Wahrscheinlichkeit proarrhythmogener Effekte behaftet.

Aus dem eigenen Kollektiv konnten wir kürzlich von einem Patienten berichten, der unter häufig rezidivierenden, anhaltenden, monomorphen ventrikulären Tachykardien, z.T. in „incessant" Form, auf dem Boden einer dilatativen Kardiomyopathie mit einer linksventrikulären Auswurffraktion von 45 % litt (37). Ausgedehnte endokardiale Mappingmanöver konnten den Fokus im Bereich des inferioren Spitzenwandseptums wahrscheinlich machen, eine Suppression ließ sich jedoch weder durch rechts- noch durch linksventrikuläre Ablation erzielen. In einer weiteren Sitzung wurde ein kombiniertes Koronarvenen- und -arterienmapping mit 2,5 French starken 16poligen Elektrodenkathetern mit einem 0,010

Führungsdraht (Tracer, Cardima) durchgeführt (Abb. 12a und b). Im Bereich der V. cordis media konnte spitzennah während laufender ventrikulärer Tachykardie die früheste Aktivierung gefunden werden (Abb. 12c), während Stimulation unter ventrikulärer Tachykardie („concealed entrainment"-Manöver) zeigte sich eine identische Morphologie, ein entsprechendes Stimulus QRS-Intervall und ein Postpacing-Intervall, welches nahezu identisch mit der VT-Zykluslänge war. Auch das Pacemapping konnte eine identische Morphologie im Vergleich zur VT demonstrieren (Abb. 12d). Auf eine direkte Ablation in der Koronarvene wurde jedoch verzichtet, da eine Ablationstechnik mit gekühlter Kochsalzlösung nicht zur Verfügung stand und eine herkömmliche Katheterablation aus o.g. Gründen – besondere anatomische Nähe zur A. interventricularis posterior – zu riskant erschien. In der anschließend durchgeführten Koronarangiographie konnte ein peripherer posterolateraler Ast des R. circumflexus identifiziert werden, der in seinem distalen Ende exakt den Mappingkatheter in der V. cordis media kreuzte – an der Stelle, an der die früheste Aktivierung während ventrikulärer Tachykardie dokumentiert wurde (Abb. 12b). Eine Unterbrechung der ventrikulären Tachykardie durch Injektion von kalter Kochsalzlösung in die entsprechende Koronararterie gelang nicht.

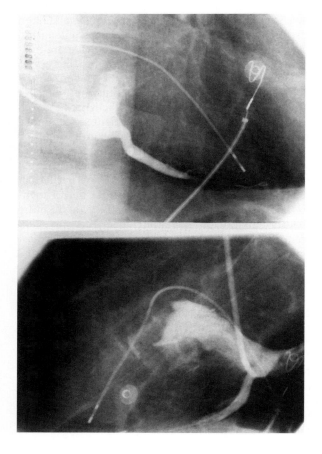

12a

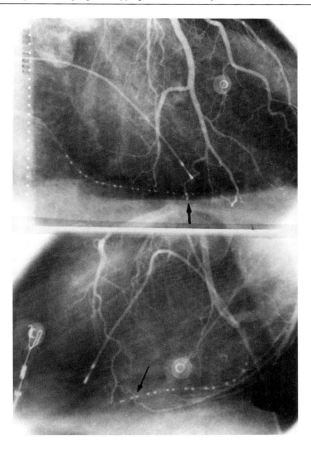

12b

Nach Einführung eines 2,0-mm-Ballonkatheters und Obstruktion der distalen Arterie durch Inflation kam es jedoch zur sofortigen Terminierung der ventrikulären Tachykardie. Konsekutiv wurden 1,5 mm einer 96 %igen Äthanollösung über das Drahtlumen des geblockten Katheters in die periphere Arterie injiziert, worauf die Tachykardie im weiteren nicht mehr auslösbar war. Die CK stieg maximal auf 176 U/l an mit einem CKMB-Anteil von 31 U/l. Innerhalb einer 2jährigen Nachbeobachtung kam es nicht zu einem Rezidiv. Die Positronenemissionstomographie vor und nach Ablation zeigte nach Ablation einen kleinen Defekt der spitzennahen inferioren Wand.

Bei erfolgloser endokardialer Ablation einer chronisch rezidivierenden oder auch unaufhörlichen ventrikulären Tachykardie und vermutetem epikardialen Ursprung sollte u.E. ein Koronarvenenmapping durchgeführt werden. Es scheint möglich zu sein, eine Ablation direkt in der entsprechenden Koronarvene mittels Hochfrequenzstrom unter Temperatur- und Impedanzkontrolle oder auch unter Verwendung einer kochsalzgekühlten Elektrode durchzuführen. Es liegen jedoch noch zu wenige Erfahrungen über die möglichen ablationsinduzierten Läsionen an

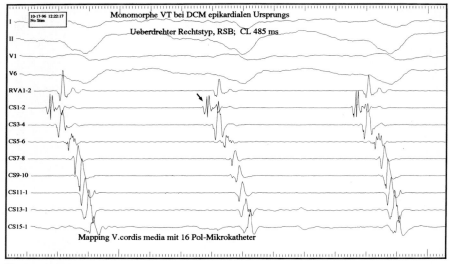

12c

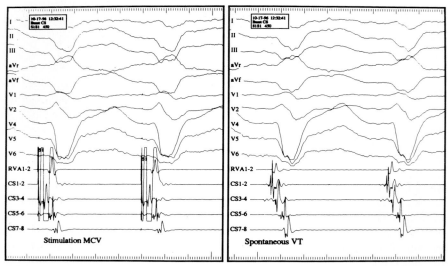

12d

Abb. 12. a. Koronarvenenmapping und Alkoholablation einer unaufhörlichen ventrikulären Tachykardie bei einem Patienten mit dilatativer Kardiomyopathie (nach 37). Semiselektive Angiographie der V. cordis media in RAO- und LAO-Projektion. **b** Mapping in der V. cordis media mit einem 16poligen Multielektrodenkatheter (Cardima), simultane Koronarangiographie mit Darstellung eines posterolateralen Endastes, der die distalen Elektroden des 16poligen Katheters kreuzt (Pfeil). **c** Aktivierungsmapping in der V. cordis media mit Darstellung der frühesten ventrikulären Aktivierung im distalen Elektrodenpaar des 16poligen Mikrokatheters (CS 1–2) (Pfeil). An dieser Stelle gleichzeitig fraktioniertes Signal. **d** Pacemapping in der V. cordis media mit Induktion einer identischen Morphologie verglichen mit der Morphologie während spontaner VT. CS = Coronarsinus, LAO = links anterior oblique, RAO = rechts anterior oblique, RVA = Rechtsventrikuläre Apex, VT = Ventrikuläre Tachykardie, MCV = middle cardiac vein

den Koronarvenen und korrespondierenden Arterien vor. Ebenfalls möglich erscheint eine Alkoholablation im zuführenden Koronargefäß über einen geblockten Ballonkatheter. Dieses Verfahren erscheint effektiv und relativ sicher. Als Komplikationen wurden bislang nur AV-Blockierungen bei Alkoholinjektion in das interventrikuläre Septum und in einem Falle eine fatale Myokarddissektion mit -ruptur beschrieben (36).

Zusammenfassung

Es ergeben sich folgende Indikationen für ein *epikardiales Venenmapping*

* Linksventrikuläre akzessorische Bahnen: hier werden insbesondere der Koronarsinus, die V. cordis magna sowie Koronarvenenaneurysmen im Einmündungsbereich des Koronarsinus oder der V. cordis media fokussiert.

* Ventrikuläre Tachykardien, bei denen ein endokardiales Mapping nicht zum gewünschten Erfolg führt. Die Ursache ist nicht selten ein epikardialer Ursprung, wie er häufiger bei dilatativer Kardiomyopathie, Chagas-Erkrankung und idiopathischen linksventrikulären Ausflußbahntachykardien als bei ischämischer Kardiomyopathie insbesondere mit Zustand nach Myokardinfarkt gefunden wird.

Für das Koronarvenenmapping werden steuerbare, mehrpolige, 5 bis 7-French-Katheter verwendet, insbesondere wenn der Koronarsinus, die V. cordis magna und die V. cordis media gemappt werden sollen; für die genannten anatomischen Strukturen, insbesondere aber auch für deren Seitenäste, die lateralen und die anterioren Venen, empfehlen sich auch dünnkalibrige multipolare Mikrokatheter, die via Führungskatheter in das Koronarvenensystem eingeführt werden. Hier kommen insbesondere Amplatz- und Multipurpose-Katheter oder neue steuerbare Führungskatheter in Betracht. Die angiographische Darstellung des Koronarvenensystems kann über Okklusionskatheter erfolgen.

Für das *epikardiale Arterienmapping* gibt es keine gesicherten Indikationen; ein Mapping ist möglich zur Lokalisierung rechtsseitiger akzessorischer Bahnen sowie zur Detektion des Fokus linksventrikulärer und rechtsventrikulärer Tachykardien mit Verdacht auf epikardialen Ursprung. Es empfiehlt sich hierzu, on-the-wire- oder over-the-wire-Mikrokatheter zu verwenden, die über eine PTCA-Führungskatheter in die RCA oder LCA eingeführt werden.

Für *Mapping und Ablation im Epikardraum* (nach transkutaner Perikardpunktion) gibt es ebenfalls noch keine gesicherten Indikationen. Einzelne Untersucher empfehlen dieses Vorgehen für epikardiale ventrikuläre Tachykardien, bei denen eine endokardiale Ablation erfolglos blieb und ein Koronarvenenmapping für Ablationen im Koronarvenensystem ebenfalls nicht zum Erfolg geführt hat oder nicht für indiziert erachtet wurde.

Folgende Indikationen ergeben sich für die *epikardiale Ablation in Koronarvenen* unter Verwendung von Hochfrequenzstrom mit oder ohne gepulste Stromabgabe bzw. Katheterkühlung: akzessorische Bahnen und ventrikuläre Tachykardien, bei denen eine endokardiale Ablation erfolglos blieb. Die Methodik hierbei ist jedoch noch nicht standardisiert und gilt als experimentell. Postinterventionell sind echokardiographische Kontrolluntersuchungen zum Ausschluß eines Perikardergusses oder einer Tamponade sowie eine Koronarangiographie zum Ausschluß einer Koronararterienläsion unbedingt erforderlich.

Die *Äthanolablation in Koronararterien* wurde bislang bei postinfarziellen und primär nichtischämischen ventrikulären Tachykardien durchgeführt sowie zur Ablation des AV-Knotens. Die Injektion erfolgt nach probatorischer Kochsalzinjektion oder Balloninflation in der Arterie als VT-Terminierungstest, die Lösung sollte hochprozentig sein und eine Dosis von 1,5 bis 2 ml nicht überschreiten. Um ein sog. „back-wash"-Phänomen mit unerwünschter Größenzunahme der Myokardläsionen nach proximal zu verhindern, sollte die Injektion immer über den geblockten Ballonkatheter erfolgen. Postinterventionell sind Echokardiographie (Ausschluß eines Perikardergusses und einer Tamponade), Angiographie (arterielle Gefäßläsionen), Laboruntersuchung (CK-Erhöhung) und nuklearmedizinische Untersuchungen (Ausmaß der Myokarddestruktion durch die Alkoholinjektion) durchzuführen.

Es werden somit zahlreiche Techniken und eine Reihe speziell entwickelter Kathetermaterialien angeboten, mit denen relativ sicher epikardiale Mappingmanöver in Koronarvenen und -arterien durchführbar sind. Mit dem epikardialen Zugang gelingt es häufig, von endokardial nicht mappbare Tachykardien hinsichtlich ihres epikardialen Ursprungs zweifelsfrei zu identifizieren und zu lokalisieren. Die sich als Konsequenz anbietenden epikardialen Ablationen in den Koronarvenen, den -arterien und im Epiperikardraum sind ebenfalls möglich, der Umfang der Erfahrungsberichte ist jedoch quantitativ noch sehr gering. Die bislang berichteten Verfahren müssen insgesamt als experimentell angesehen werden, so daß die epikardiale Ablation hochsymptomatischen Fällen mit Therapierefraktärität gegenüber medikamentöser Therapie und konventioneller endokardialer Ablation vorbehalten sein sollte, zumindest bis eine zuverlässige Validisierung und Standardisierung erfolgt ist.

Literatur

1. Arruda MS, Beckman KJ, McClelland JH et al. (1994) Coronary sinus anatomy and anomalies in patients with posteroseptal accessory pathway requiring ablation within a venous branch of the coronary sinus. J Am Coll Cardiol (abstract): 224A
2. Arruda M, Chandrasekaran K, Reynolds D et al. (1996) Idiopathic epicardial outflow tract ventricular tachycardia: implications for RF catheter ablation. PACE 19: 183
3. Bruguda P, de Swart H, Smeets JLRM, Wellens HJJ (1988) Termination of tachycardias by interrupting blood supply to the arrhythmogenic area. Am J Cardiol 62: 387–392
4. Bruguda P, de Swart H, Smeets JLRM, Wellens HJJ (1989) Transcoronary chemical ablation of ventricular tachycardia. Circ 79: 475–482

5. Caceres J, Akhtar M, Werner P, Jazayeri M, McKinnie J, Avitall B, Tchou P (1989) Cryoablation of refractory sustained ventricular tachycardia due to coronary artery disease. Am J Cardiol 63: 296–300

6. Cappato R, Schlüter M, Weiss C, Willems S, Meinertz T, Kuck KH (1997) Mapping of the coronary sinus and great cardiac vein using a 2-french electrode catheter and a right femoral approach. J Cardiovasc Electrophysiol 8: 371–376

7. DeMaio S, Walter PF, Douglas JS (1990) Treatment of ventricular tachycardia induced cardiogenic shock by percoronary chemical ablation. Catheterization and Cardiovasc Diagnosis 21: 170–176

8. Gonska B, Cao K, Schaumann A, Kreuzer H et al. (1994) Catheter ablation of ventricular tachycardia in 136 patients with coronary artery disease: results and long-term follow-up. J Am Coll Cardiol 15: 1506–1514

9. Guiraudon GM, Fontaine G, Frank R, Escande G, Etievent P, Cabrol C (1978) Encircling endocardial ventriculotomy: a new surgical treatment of life-threatening ventricular tachycardias resistant to medical treatment following myocardial infarction. Ann Thorac Surg 26: 438–444

10. Gumbrielle T, Campbell RWF (1993) Pharmacological therapy of arrhythmias complicating dilated cardiomyopathy – implications of the arrhythmogenic substrate. Eur Heart J 14 (Suppl E): 103–106

11. Haines DE, Whayne JG, DiMarco JP (1994) Intracoronary ethanol ablation in swine: effects of ethanol concentration on lesion formation and response to programmed ventricular stimulation. J Cardiovasc Electrophysiol 5: 422–431

12. Harken AH, Josephson ME, Horowitz LN (1979) Surgical endocardial resection for the treatment of malignant ventricular tachycardia. Ann Surg 190: 456–460

13. Inoue H, Waller BF, Zipes DP (1987) Intracoronary ethyl alcohol or phenol injection ablated aconitine-induced ventricular tachycardia in dogs. J Am Coll Cardiol 10: 1342–1349

14. Kaltenbrunner W, Cardinal R, Dubuc M et al. (1991) Epicardial and endocardial mapping of ventricular tachycardia in patients with myocardial infarction. Is the origin of the tachycardia always subendocardially localized? Circ 84: 1058–1071

15. Kay GN, Bubien RS, Epstein AE, Dailey SM, Plumb VJ (1991) A prospective evaluation of intracoronary ethanol ablation of the atrioventricular conduction system. J Am Coll Cardiol 17: 1634–1640

16. Kay GN, Epstein AE, Bubien RS, Anderson PG, Dailey SM, Plumb VJ (1992) Intracoronary ethanol ablation for the treatment of recurrent sustained ventricular tachycardia. J Am Coll Cardiol 19: 159–168

17. Kottkamp H, Hindricks G, Chen X, Brunn J, Willems S, Haverkamp W, Block M, Breithardt G, Borggrefe M (1995) Radiofrequency catheter ablation of sustained ventricular tachycardia in idiopathic dilated cardiomyopathy. Circ 92: 1159–1168

18. Lesh MD, van Hare G, Kao AK et al. (1991) Radiofrequency catheter ablation for Wolff-Parkinson-White syndrome associated with a coronary sinus diverticulum. PACE 14: 1479–1484

19. Littmann L, Svenson RH, Gallagher JJ et al. (1991) Functional role of the epicardium in postinfarction ventricular tachycardia. Circ 83: 1577–1591

20. Mittleman RS, Huang SK, de Guzman WT et al. (1995) Use of the saline infusion electrode catheter for improved energy delivery and increased lesion size in radiofrequency catheter ablation. PACE 18: 1022–1027

21. Morady F, Harvey M, Kalbfleisch SJ et al. (1993) Radiofrequency catheter ablation of ventricular tachycardia in patients with coronary artery disease. Circ 87: 363–372

22. Nakagawa H, Yamanashi WS, Pitha SJ et al. (1995) Comparison of in vivo tissue temperature profile and lesion geometry for radiofrequency ablation with a saline-irregated electrode versus temperature control in a canine thigh muscle preparation. Circ 91: 2264–2273

23. Nicolosi AC, Weng ZC, Detwiler PW, Marboe CC, Martin E, Spotnitz HM (1989) Transcatheter coronary artery injection of ethanol in swine. Circ 80 (Suppl II): 4–40

24. O'Connor BK, Case CL, Gillette PC (1997) Radiofrequency ablation of a posteroseptal accessory pathway via the middle cardiac vein in a six-year-old child. PACE 20 (Pt 1): 2504–2507

25. De Paola AAV, Gomes JA, Miyamoto MH, Martinez EE (1992) Transcoronary chemical ablation of ventricular tachycardia in chronic chagasic myocarditis. J Am Coll Cardiol 20: 480–482

26. De Paola AAV, Melo WDS, Tavora MZP, Martinez EE (1998) Angiographic and electrophysiological substrates for ventricular tachycardia mapping through the coronary veins. Heart 79: 59–63

27. Pfeiffer D, Moosdorf R, Svenson RH, Littmann L, Grimm W, Kirchhoff PG, Lüderitz B (1996) Epicardial neodymium, YAG laser photocoagulation of ventricular tachycardia without ventriculotomy in patients after myocardial infarction. Circ 94: 3221–3225

28. Sneddon JF, Ward DE, Simpson IA, Linker NJ, Wainwright RJ, Camm AJ (1991) Alcohol ablation of atrioventricular conduction. Br Heart J 65: 143–147

29. Sosa E, Scanavacca M, D'Avila A, Pilleggi F (1996) A new technique to perform epicardial in the electrophysiology laboratory. J Cardiovasc Electrophysiol 7: 531–536

30. Sosa E, Scanavacca M, D'Avila A, Piccioni J, Sanchez O, Velarde JL, Silva M, Reolao B (1998) Endocardial and epicardial ablation guided by nonsurgical transthoracic epicardial mapping to treat recurrent ventricular tachycardia. J Cardiovasc Electrophysiol 9: 229–239

31. Spielman SR, Michelson EL, Horowitz LN, Spear JF, Moore EN (1978) The limitations of epicardial mapping as a guide to the surgical therapy of ventricular tachycardia. Circ 57: 666–670

32. Svenson RH, Littmann L, Gallagher JJ et al. (1990) Termination of ventricular tachycardia with epicardial laser photocoagulation: a clinical comparison with patients undergoing successful endocardial photocoagulation alone. J Am Coll Cardiol 15: 163–170

33. Stellbrink C, Diem B, Schauerte P, Ziegert K, Hanrath P (1997) Transcoronary venous radiofrequency catheter ablation of ventricular tachycardia. J Cardiovasc Electrophysiol 8: 916–921

34. Stevenson WG (1995) Ventricular tachycardia after myocardial infarction: from arrhythmia surgery to catheter ablation. J Cardiovasc Electrophysiol 6: 942–950

35. Tebbenjohanns J, Pfeiffer D, Jung W et al. (1993) Radiofrequency catheter ablation of a posteroseptal accessory pathway within a coronary sinus diverticulum. Am Heart J 126: 1216–1219

36. Verna E, Repetto S, Saveri C, Forgione N, Merchant S, Binaghi G (1992) Myocardial dissection following successful chemical ablation of ventricular tachycardia. Eur Heart J 13: 844–846

37. Vester EG, Perings Ch, Hennersdorf M, Ganschow US, Dobran I, Strauer BE (1997) Transkoronare Alkoholablation einer permanten ventrikulären Tachykardie epikardialen Ursprungs nach koronarvenösem Mapping. Z Kardiol 86 (Suppl 2): 160

38. Vester EG (1997) Differentialdiagnose und Therapie maligner ventrikulärer Arrhythmien. Kausaltherapeutische Ansätze und interventionelle Verfahren. Monographie Steinkopff Verlag Darmstadt

39. Vester EG, Dobran I, Perings Ch, Klein RM, Dees H, Hennersdorf M, Strauer BE (1999) Acute and long-term results of the radiofrequency-catheter ablation for monomorphic ventricular tachycardia in the chronic post myocardial infarction state. Eur Heart J 20 (Abstract Suppl): P1258

40. Waldeyer A, Mayet A (1994) Anatomie des Menschen, Bd 2, 16. Aufl. Walter de Gruyter, Berlin New York, S 543–544

Anschrift des Verfassers:
Priv.-Doz. Dr. med. Ernst G. Vester
Evangelisches Krankenhaus
Kirchfeldstr. 40
40217 Düsseldorf

Elektrophysiologische Differentialdiagnostik ventrikulärer und supraventrikulärer Tachykardien

G. Grossmann

Abteilung Innere Medizin II, Medizinische Klinik und Poliklinik der Universität Ulm

Der vorliegende Beitrag soll eine Einführung in die Differentialdiagnostik von ventrikulären und supraventrikulären Tachykardien im Rahmen einer elektrophysiologischen Untersuchung geben. Es soll versucht werden, wichtige Prinzipien einer elektrophysiologischen Untersuchung darzustellen und an Beispielen zu verdeutlichen. Ein vollständiger Überblick über Mechanismen und elektrophysiologische Merkmale ventrikulärer und supraventrikulärer Tachykardien ist im Rahmen dieses Beitrages nicht möglich.

Prinzipien der elektrophysiologischen Diagnostik von Tachykardien

Die elektrophysiologische Diagnostik einer Tachykardie besteht darin, daß (unter Berücksichtigung der vorliegenden klinischen Informationen über den Patienten und seine Rhythmusstörungen) eine systematische Analyse intrakardialer Signale in Verbindung mit einer intrakardialen Stimulation durchgeführt wird (8, 10). Die elektrophysiologischen Katheter werden i.a. im hohen rechten Vorhof, am HIS-Bündel, im rechten Ventrikel und im Koronarsinus plaziert. Am Beginn einer Untersuchung steht sinnvollerweise die Bestimmung der elektrophysiologischen Eigenschaften (z.B. Refraktärzeiten, Leitungszeiten) des rechten Vorhofes und Ventrikels

Tabelle 1. Prinzipien der elektrophysiologischen Diagnostik von Tachykardien

- Beachtung der Vorinformationen
- Analyse des Oberflächen-EKGs
- Bestimmung elektrophysiologischer Basisparameter
- Analyse der intrakardialen Ableitungen während der Tachykardie
  - AV-Beziehung (AV-Dissoziation?, AV-/VA-Intervall?)
  - atriale Aktivierungs-Sequenz (konzentrisch, exzentrisch?)
  - ventrikuläre Aktivierungs-Sequenz
  - Beziehung des HIS-Signals zur Vorhof- und Ventrikelerregung
- Analyse der Übergangszonen (Anfang/Ende der Tachykardie, Änderung der QRS-Morphologie, Effekte von Extrasystolen/Überstimulation)

AV-Dissoziation: Erregung der Vorhöfe erfolgt unabhängig von der Ventrikelerregung. AV-Intervall/VA-Intervall: Intervall zwischen Erregung der Vorhöfe und der Ventrikel. Konzentrische atriale Aktivierungssequenz: atriale Erregung beginnt während der Tachykardie im Bereich bzw. der Nähe des AV-Knotens. Exzentrische atriale Aktivierungssequenz: atriale Erregung beginnt während der Tachykardie nicht im Bereich des AV-Knotens/Septums.

und der atrioventrikulären Überleitung (10). Von entscheidender Bedeutung für die weitere Diagnostik einer Tachykardie ist dann ihre Induktion mittels programmierter Stimulation. Dies erlaubt während der Tachykardie: 1. eine Analyse der zeitlichen Abfolge der Erregung von Vorhöfen, HIS-Bündel und Ventrikel, 2. die Bestimmung der atrialen Erregungsausbreitung (d.h. des Ausgangsortes der Vorhoferregung) und

3. eine Beurteilung, wie sich die Tachykardie im Bereich der sog. Übergangszonen (Beginn und Ende der Tachykardie, Auftreten eines Schenkelblocks, Veränderungen der Zykluslänge, einfallende spontane oder induzierte Extrasystolen) verhält (10). Ein systematischer Untersuchungsgang zur Diagnose einer Tachykardie ist in Tabelle 1 aufgelistet. Die nachfolgenden Beispiele zur elektrophysiologischen Differentialdiagnostik sollen dies verdeutlichen.

Differentialdiagnose der Tachykardie mit breitem Kammerkomplex

Bei einer Tachykardie mit breitem Kammerkomplex (QRS-Breite > 120 ms) kann es sich prinzipiell um eine supraventrikuläre Tachykardie mit Aberranz, eine ventrikuläre Tachykardie oder eine antidrome atrioventrikuläre Reentrytachykardie im Rahmen eines WPW-Syndroms handeln (letztere Tachykardie ist selten und wird im folgenden nicht berücksichtigt). Ganz allgemein gilt, daß bei einer Tachykardie mit breitem Kammerkomplex eher eine ventrikuläre Tachykardie als eine supraventrikuläre Tachykardie mit Aberranz vorliegt (2). Bei der Differential-

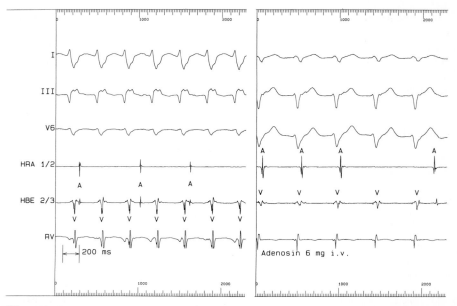

Abb. 1. Links: AV-Dissoziation während einer ventrikulären Tachykardie. Rechts: Nach Gabe von Adenosin i.v. zunächst noch 1:1-AV-Beziehung, dann Auftreten einer AV-Dissoziation während einer ventrikulären Tachykardie. Abkürzungen s. Abb. 2

diagnose zwischen supraventrikulärer und ventrikulärer Tachykardie kommt der Anamnese des Patienten (Hinweis auf eine organische Herzerkrankung?) und dem 12-Kanal-Anfalls-EKG bereits eine wichtige Rolle zu (15). Hier soll aber nur die elektrophysiologische Differentialdiagnostik erläutert werden.

1. Zeigt sich während einer Tachykardie mit breitem Kammerkomplex eine Dissoziation zwischen Vorhof- und Ventrikelerregung (AV-Dissoziation) mit schnellerer Frequenz der Ventrikel als der Vorhöfe, spricht dies für eine ventrikuläre Tachykardie (Abb. 1) (7, 9). Besteht eine AV-Dissoziation bei supraventrikulärer Tachykardie, liegt i.a. eine höhere Vorhof- als Ventrikelfrequenz vor. Ein differentialdiagnostisches Problem ergibt sich vor allem bei einer 1:1-Beziehung zwischen Vorhof- und Ventrikelerregung. Dies ist bei 25–50 % der stabilen ventrikulären Tachykardien und bei den meisten supraventrikulären Tachykardien der Fall (Abb. 2). Hier kann versucht werden, eine AV-Dissoziation während der Tachykardie durch pharmakologische Maßnahmen, wie die Gabe von Adenosin, zu erreichen. Eine AV-Dissoziation bei unveränderter Ventrikelfrequenz nach Gabe von Adenosin weist auf eine ventrikuläre Tachykardie hin (Abb. 1) (7).

2. Besteht bei einer ventrikulären Tachykardie eine 1:1-Beziehung zwischen Vorhof- und Ventrikelerregung, so erfolgt normalerweise die Vorhoferregung retrograd über den AV-Knoten. Es liegt eine konzentrische atriale Aktivierungssequenz vor, d.h. die Vorhoferregung beginnt im Bereich des AV-Knotens wie bei ventrikulärer Stimulation. Bei supraventrikulärer Tachykardie ist die atriale Akti-

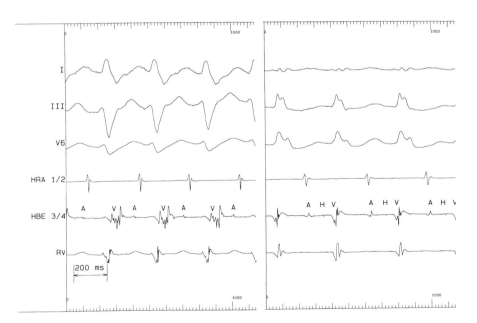

Abb. 2. Links: Fehlen der HIS-Bündel-Erregung vor der Ventrikelerregung bei ventrikulärer Tachykardie mit 1:1-AV-Beziehung. Rechts: HIS-Bündel-Erregung vor der Ventrikelerregung bei supraventrikulärer Tachykardie mit Aberranz. A = Vorhoferregung; H = Erregung HIS-Bündel; V = Ventrikelerregung; HRA (bzw. RAA) = Ableitung aus dem hohen rechten Vorhof; HBE = Ableitung vom HIS-Bündel; RV = Ableitung aus dem rechten Ventrikel; I, III, V6 Ableitungen des Oberflächen-EKGs.

vierungssequenz vom Mechanismus der Tachykardie abhängig (s.u.). Eine sichere Unterscheidung zwischen ventrikulärer und supraventrikulärer Tachykardie ist aufgrund der atrialen Aktivierungssequenz nicht möglich.

3. Bei ventrikulären Tachykardien ist meistens kein HIS-Bündel-Potential vor der Ventrikelerregung sichtbar. Die Ventrikelerregung erfolgt i.a. nicht über das normale Reizleitungssystem (Abb. 2). Teilweise ist das HIS-Signal nach der ventrikulären Erregung erkennbar. Als seltene Ausnahme gilt hier die Bundle-branch-reentry-Tachykardie, die als ventrikuläre Tachykardie eine HIS-Bündel-Aktivierung vor dem Ventrikel aufweist. Das Intervall zwischen HIS-Bündel und Ventrikel (HV-Intervall) ist gleich lang oder länger als dasjenige bei SR (19). Bei supraventrikulären Tachykardien geht üblicherweise eine Aktivierung des HIS-Bündels der ventrikulären Erregung (Ausnahme: antidrome atrioventrikuläre Tachykardie) mit einem normalem HV-Intervall voraus (Abb. 2). Die Aktivierung der Ventrikel erfolgt über das normale Reizleitungssystem. Bei der Interpretation der HIS-Bündel-Ableitungen muß beachtet werden, daß ein fehlendes HIS-Bündel-Potential auch durch eine inadäquate Katheterlage bedingt sein kann. Die Überprüfung der adäquaten Lage des Katheters z.B. mit der Registrierung eines HIS-Bündel-Potentials bei Sinusrhythmus vor bzw. nach der Tachykardie ist für eine korrekte Interpretation der HIS-Bündel-Ableitungen unverzichtbar (9).

4. Zur Differentialdiagnose einer Tachykardie mit breitem Kammerkomplex ist eine Analyse der sog. Übergangszonen hilfreich, d.h. von Anfang und Ende der

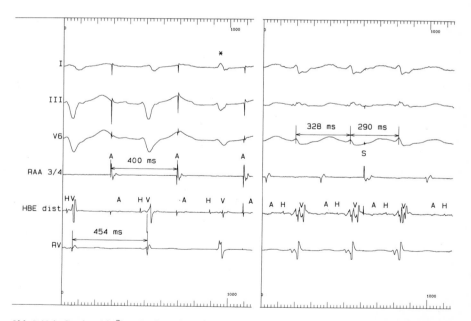

Abb. 3. Links: Durch atriale Überstimulation (AA-Intervall 400 ms) während ventrikulärer Tachykardie Auftreten eines capture beats (*) mit relativ schmalem QRS-Komplex und vorangehender HIS-Bündel-Erregung. Bei den ersten beiden Aktionen HV-Intervall zu kurz für eine Ventrikelerregung allein über das HIS-Purkinje-System (die ersten beiden Aktionen entsprechen Fusionsschlägen). Rechts: Durch atrialen Extrastimulus (S) Versetzen des 3. Tachykardieschlages ohne Änderung der QRS-Morphologie bei supraventrikulärer Tachykardie mit Aberranz. Abkürzungen s. Abb. 2.

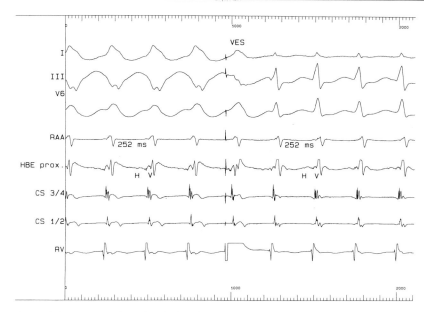

Abb. 4. Nach ventrikulärer Extrasystole (VES) Wechsel von breitem zu schmalem QRS-Komplex bei laufender supraventrikulärer Tachykardie (AV-Knoten-Reentrytachykardie). HIS-Bündel-Signal vor der Ventrikelerregung unabhängig von der QRS-Morphologie (bei nicht optimaler Katheterlage schlecht erkennbar). CS: Ableitungen aus dem Koronarsinus. Abkürzungen s. Abb. 2

Tachykardie sowie ihrer Reaktion auf verschiedene Stimulationsmanöver (2, 7, 10). Die Initiierung einer Tachykardie durch atriale Extrastimuli spricht eher für eine supraventrikuläre Tachykardie. Eine atriale Überstimulation bzw. die Abgabe vorzeitiger atrialer Extrastimuli während einer ventrikulären Tachykardie führen zu capture beats mit schmalem Kammerkomplex. In den HIS-Bündel-Ableitungen ist dann ein HIS-Signal vor der Ventrikelerregung erkennbar (Abb. 3). Dieses Auftreten von capture beats ist diagnostisch für eine ventrikuläre Tachykardie – auch ohne Nachweis eines HIS-Signals wegen inadäquater Katheterlage (9)! Eventuell kommt es auch bei atrialer Überstimulation zu keiner Änderung der Tachykardiefrequenz und der Morphologie der Kammerkomplexe. Diese AV-Dissoziation weist ebenfalls eher auf eine ventrikuläre Tachykardie hin.

Eine atriale Überstimulation oder die Abgabe vorzeitiger atrialer Extrastimuli während einer supraventrikulären Tachykardie führt i.a. zu einer Akzeleration der Ventrikelerregung ohne Änderung der Morphologie des Kammerkomplexes (Abb. 3). Jedoch ist bei der AV-Knoten-Reentry-Tachykardie durch atriale Extrastimuli eine Dissoziation der Vorhoferregung von der Erregung des HIS-Bündels und der Ventrikel möglich.

Die Terminierung einer Tachykardie mit breitem Kammerkomplex durch atriale Extrastimuli ohne dabei nachweisbare Überleitung der Erregung auf die Ventrikel spricht für einen supraventrikulären Ursprung.

Dagegen ist das Versetzen bzw. die Termination einer Tachykardie durch ventrikuläre Extrastimuli nicht spezifisch für einen ventrikulären oder supraventrikulären Ursprung. Ein ventrikulärer Extrastimulus bei laufender Tachykardie kann zu einem Wechsel von breitem zu schmalem Kammerkomplex führen. Dann hat ein funktioneller Schenkelblock bei einer supraventrikulären Tachykardie vorgelegen (Abb. 4).

Schließlich weist eine fehlende ventrikuloatriale Überleitung (VA-Leitung) bei ventrikulärer Stimulation mit der Tachykardiefrequenz auf eine supraventrikuläre Tachykardie hin, wenn während der Tachykardie eine 1:1-Beziehung von Ventrikel- und Vorhoferregung bestanden hat.

Differentialdiagnose der Tachykardie mit schmalem Kammerkomplex

In diesem Fall liegt nahezu immer eine supraventrikuläre Tachykardie vor, bei der der Ursprung bzw. das Substrat der Tachykardie definitionsgemäß nicht auf den Ventrikel beschränkt ist, aber diesen mit einbeziehen kann (20). Einen Überblick über Formen supraventrikulärer Tachykardien gibt Tabelle 2. An dieser Stelle sollen die elektrophysiologischen Eigenschaften der orthodromen atrioventrikulären Reentry-Tachykardie (oAVRT) und der typischen AV-Knoten-Reentry-Tachykardie (AVNRT) dargestellt werden. Beide Formen machen über 70 % der supraventrikulären Tachykardien aus (8, 20).

Die elektrophysiologische Differentialdiagnostik wird sich wieder an den in Tabelle 1 dargestellten Prinzipien orientieren. Vorinformationen aus dem 12-Kanal-EKG im Sinusrhythmus und während Tachykardie sind wichtig, werden aber hier nicht berücksichtigt (11, 21). Beiden Tachykardien liegt ein Reentry-mechanismus zugrunde, die am Reentrykreis beteiligten kardialen Strukturen unterscheiden sich aber fundamental (4, 20). Bei der oAVRT sind Vorhof, AV-Knoten (Leitung der Erregung vom Vorhof zum Ventrikel), Ventrikel (einschließlich HIS-Bündel und Tawara-Schenkel) und die akzessorische Bahn (Rückleitung der Erregung vom Ventrikel zum Vorhof) Bestandteile des Reentry-Kreises, die konsekutiv durchlaufen werden müssen. Bei der typischen AVNRT liegen die am Reentry-Kreis beteiligten Strukturen im Bereich des AV-Knotens und wahrscheinlich des posterioren Vorhofseptums. Eine langsam leitende AV-Knotenbahn dient

Tabelle 2. Differentialdiagnose von Tachykardien mit schmalem QRS-Komplex

konzentrische atriale Aktivierungssequenz
- atriale Tachykardie (mit AV-Knoten-nahem Ursprung)
- AV-Knoten-Reentrytachykardie
- atrioventrikuläre Reentrytachykardie (bei septaler akzessorischer Bahn)
- junktionale Tachykardie

exzentrische atriale Aktivierungssequenz
- atriale Tachykardie
- atrioventrikuläre Reentrytachykardie
- AV-Knoten-Reentrytachykardie (atypische Form)*

Erläuterungen s. Tabelle 1. * Eine exzentrische atriale Aktivierungssequenz ist bei der atypischen Form der AV-Knoten-Reentry-Tachykardie möglich.

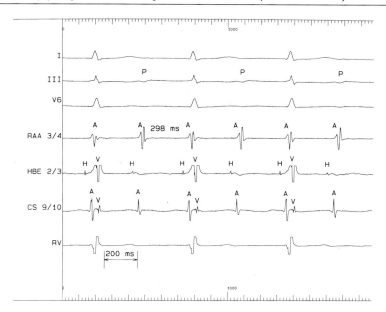

Abb. 5. AV-Dissoziation (AV-Block II°) während typischer AV-Knoten-Reentry-Tachykardie (Zykluslänge 298 ms). Negative P-Wellen v.a. in Ableitung III erkennbar. Abkürzungen s. Abb. 2 und 4

der Erregungsleitung vom Vorhof zum Ventrikel und einer schnell leitenden AV-Knotenbahn der retrograden Leitung vom Ventrikel zum Vorhof (slow/fast AVNRT) (1, 6).

1. Eine AV-Dissoziation während der Tachykardie schließt eine oAVRT aus. Dagegen ist dies während AVNRT prinzipiell (wenn auch selten) möglich (12) (Abb. 5). Das Intervall zwischen Ventrikel- und Vorhoferregung (VA-Intervall) beträgt bei der oAVRT wenigstens 60 ms, ein kürzeres VA-Intervall schließt eine oAVRT aus (15) (Abb. 6). Bei der typischen AVNRT erfolgt die Ventrikelerregung fast gleichzeitig mit der retrograden Vorhoferregung. Ein kurzes VA-Intervall (< 50 ms) ist die Regel (6) (Abb. 6).

2. Da bei der oAVRT die Vorhoferregung über die akzessorische Bahn stattfindet, wird die atriale Aktivierungssequenz von der Lage der Bahn bestimmt. Die atriale Aktivierungssequenz ist in den Fällen, in denen die akzessorische Bahn nicht in der Nähe des AV-Knotens am Septum liegt (etwa 70–80 % der akzessorischen Bahnen), exzentrisch. Die Vorhoferregung beginnt dabei nicht im Bereich des AV-Knotens/Septums (Abb. 6). Bei der typischen AVNRT beginnt die atriale Erregung am AV-Knoten (in den HIS-Bündel-Ableitungen), ist also konzentrisch (12) (Abb. 6).

3. Die ventrikuläre Aktivierung geschieht bei beiden Tachykardien über das normale Reizleitungssystem. Das HIS-Signal folgt der atrialen Erregung und geht der ventrikulären Erregung voraus.

4. Zur Differentialdiagnose beider Tachykardien ist wieder eine Analyse der sog. Übergangszonen wichtig. Die Initiierung der oAVRT erfordert ein kritsch verlängertes Intervall zwischen Vorhof- und Ventrikelerregung (AV-Intervall), so daß die

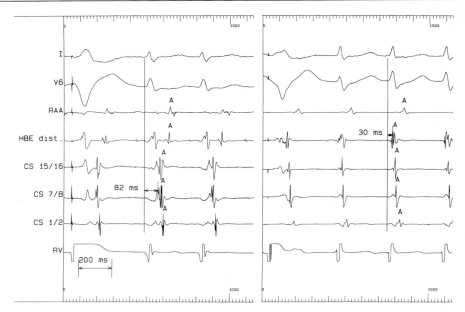

Abb. 6. Links: VA-Intervall von 82 ms während atrioventrikulärer Reentry-Tachykardie. Früheste retrograde atriale Erregung im Bereich der freien linken Wand (entsprechend CS 7/8) erkennbar. Rechts: VA-Intervall von 30 ms während typischer AV-Knoten-Reentry-Tachykardie. Früheste retrograde atriale Erregung am AV-Knoten (entsprechend HBE). CS-Ableitungen aus dem ostiumnahen (CS 15/16), mittleren (CS 7/8) und distalen (CS 1/2) Koronarsinus. 1. Aktion jeweils ventrikulärer Extrastimulus während laufender Tachykardie. Abkürzungen s. Abb. 2

akzessorische Bahn bzw. der angrenzende Vorhof wieder retrograd erregt werden können (15) (Abb. 7). Bei der typischen AVNRT kommt es auf ein verlängertes Intervall zwischen Erregung des Vorhofes und des HIS-Bündels (AH-Intervall) an. In den meisten Fällen verlängert sich das AH-Intervall vor Beginn der typischen AV-Knotentachykardie sprunghaft um mehr als 50 ms (jump) mit zunehmend kürzerer Ankopplung der atrialen Extrastimuli. Die atrioventrikuläre Überleitung (AV-Leitung) erfolgt dann über die langsam leitende AV-Knotenbahn aufgrund ihrer kürzeren Refraktärzeit. Die schnell leitende AV-Knotenbahn steht für die retrograde Leitung zu den Vorhöfen zur Verfügung (1, 6) (Abb. 7). Es muß beachtet werden, daß die für die oAVRT erforderliche Verlängerung des AV-Intervalls meist durch eine (evtl. auch sprunghafte) Verlängerung des AH-Intervalls zustandekommt. Ein jump vor Beginn der Tachykardie schließt eine oAVRT keinesfalls aus (12).

Die Termination einer supraventrikulären Tachykardie durch ventrikuläre Extrastimuli bei refraktärem HIS-Bündel schließt eine AVNRT aus und ist für eine oAVRT diagnostisch (15).

Tritt während der Tachykardie ein Schenkelblock auf, kommt es bei der oAVRT zu einer Verlängerung des VA-Intervalls (≥ 30 ms) und der Zykluslänge. Dies gilt, wenn der Schenkelblock und die akzessorische Bahn gleichseitig bestehen (z.B. Linksschenkelblock und linksseitige akzessorische Bahn) (3, 15). Bei septalen akzessorischen Bahnen ist die Verlängerung des VA-Intervalls geringer oder kann

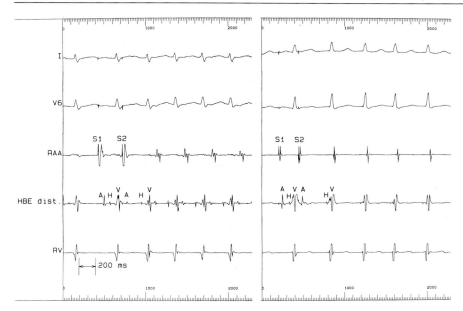

Abb. 7. Links: Induktion einer atrioventrikulären Reentry-Tachykardie bei verlängertem AV-Intervall (das durch ein verlängertes AH-Intervall entsteht). Rechts: Induktion einer typischen AV-Knoten-Reentry-Tachykardie bei verlängertem AH-Intervall (nach sprunghafter Verlängerung ≙ jump). S1, S2 = atriale Extrastimuli. Abkürzungen s. Abb. 2 und 6

fehlen (3, 15). Bei der AVNRT verlängert ein Schenkelblock das VA-Intervall bzw. die Zykluslänge der Tachykardie nicht.

Kann durch einen vorzeitigen, ventrikulären Extrastimulus während der Tachykardie, der nach der HIS-Bündel-Erregung einfällt (d.h. HIS-Bündel ist refraktär!), die Vorhoferregung um mehr als 10 ms nach vorne versetzt werden, so bedeutet dies den Nachweis einer akzessorischen Bahn (6, 15). Ändert sich dabei die atriale Aktivierungssequenz nicht, so ist die akzessorische Bahn sicher Bestandteil des Reentry-Kreises (3, 6) (Abb. 8). Bei der AVNRT gelingt ein Vorziehen der atrialen Erregung durch einen ventrikulären Extrastimulus bei antegrad durchlaufenem, d.h. refraktärem HIS-Bündel nicht (Abb. 8).

Ein praktisches Problem besteht darin, daß bei der üblichen Stimulation im rechtsventrikulären Apex ein Versetzen der Vorhoferregung teilweise nicht erfolgt, obwohl eine akzessorische Bahn vorliegt. Dies betrifft v.a. die häufigen Bahnen der freien linken Wand am Mitralklappenring, die vom Stimulationsort weiter entfernt sind (15). Hier kann ein Versetzen der Vorhoferregung durch eine Stimulation am basisnahen Ventrikelseptum oder im linken Ventrikel erreicht werden (6).

Schwierig kann die Differentialdiagnose zwischen oAVRT und typischer AVNRT sein, wenn eine septale akzessorische Bahn besteht (Tabelle 3). Auch hier gilt, daß ein Versetzen der Vorhoferregung bei refraktärem HIS-Bündel durch einen ventrikulären Extrastimulus eine akzessorische Bahn nachweist. Umgekehrt schließt ein VA-Intervall < 60 ms während der Tachykardie eine oAVRT aus. Die atriale Aktivierungssequenz ist aber bei einer oAVRT mit septaler Bahn konzentrisch und zur

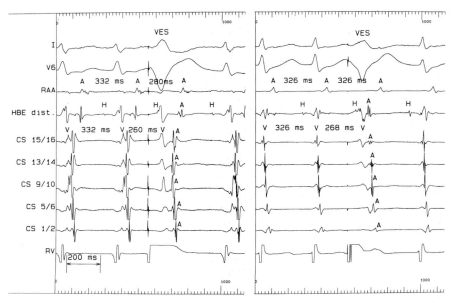

Abb. 8. Links: Versetzen der Vorhoferregung während atrioventrikulärer Reentry-Tachykardie durch ventrikulären Extrastimulus (VES), der unmittelbar nach dem HIS-Bündel-Signal (HIS-Bündel damit refraktär) in der HIS-Bündel-Ableitung erkennbar ist. Die atriale Aktivierungssequenz ändert sich dabei nicht. Rechts: Ein Versetzen der Vorhoferregung durch einen VES ist bei refraktärem HIS-Bündel während AV-Knoten-Reentry-Tachykardie nicht möglich. CS-Ableitungen aus dem ostiumnahen (CS 15/16) bis zum distalen (CS 1/2) Koronarsinus. Abkürzungen s. Abb. 2

Differenzierung beider Tachykardien nicht geeignet. Es wurden daher weitere elektrophysiologische Merkmale bzw. Stimulationsmanöver zur Unterscheidung beider Tachykardien vorgeschlagen (Tabelle 3).

Der Präexzitationsindex (Differenz von Tachykardiezykluslänge und Ankopplungsintervall des ventrikulären Extrastimulus, der erstmals die Vorhoferregung während laufender Tachykardie versetzt) ist bei einer oAVRT mit septaler akzessorischer Bahn deutlich kürzer (< 75 ms) als bei einer typischen AVNRT (> 100 ms). Ein Versetzen der Vorhoferregung bei AVNRT ist erst bei deutlicher Vorzeitigkeit des ventrikulären Extrastimulus möglich, wenn es dadurch zu einer vorzeitigen, retrograden Erregung des HIS-Bündels kommt (14). Eine modifizierte Form der Bestimmung des Präexzitationsindexes wurde von Yamashita et al. vorgeschlagen (22).

Das Intervall zwischen Ventrikelstimulus und retrograder Vorhoferregung verkürzt sich bei Vorliegen einer septalen akzessorischen Bahn, wenn im rechten Ventrikel am basisnahen Ventrikelseptum statt im Apex stimuliert wird (Abb. 9). Ist eine retrograde Leitung dagegen ohne akzessorische Bahn nur über das normale Reizleitungssystem möglich, verlängert sich das Intervall zwischen Ventrikelstimulus und retrograder Vorhoferregung bei basisnaher Ventrikelstimulation (13). Es muß allerdings darauf geachtet werden, das es bei basisnaher Ventrikelstimulation in der Nähe des HIS-Bündels nicht durch deutlich überschwellige Reizstärke des Stimulationsimpulses zu einer direkten Erregung des HIS-Bündels kommt (5).

Tabelle 3. Differentialdiagnose der typischen AV-Knoten-Reentrytachykardie und der orthodromen atrioventrikulären Reentrytachykardie mit septaler akzessorischer Bahn

	AVNRT	oAVRT
AV-Dissoziation während Tachykardie	möglich	nicht möglich
VA-Intervall	zumeist < 60 ms	> 60 ms
atriale Aktivierung	konzentrisch	konzentrisch
Induktion	bei verlängertem AH-Intervall	bei verlängertem AV-Intervall
Effekt Schenkelblock auf Tachykardiezykluslänge	–	+/–
Versetzen des Atriums während Tachykardie	erst nach retrograder Erregung HIS-Bündel	bei refraktärem HIS-Bündel
Präexzitationsindex	> 100 ms	< 75 ms
ventrikuloatrialer Index (RV_{Apex}-RV_{Basis})	–50–5 ms	10–70 ms
$HA_{RVpacing}$-HA_{SVT}	> 0 ms	< –10 ms
ventrikuläre Fusion bei ventrikulärer Überstimulation	–	+

AVNRT = typische AV-Knoten-Reentry-Tachykardie; oAVRT = orthodrome atrioventrikuläre Reentry-Tachykardie; VA-Intervall/AV-Intervall = Intervall zwischen Erregung der Vorhöfe und der Ventrikel; AH-Intervall = Intervall zwischen Erregung von Vorhof und HIS-Bündel; Ventrikuloatrialer Index (RV_{Apex}-RV_{Basis}) = Differenz der VA-Intervalle bei Stimulation in der Spitze (RV_{Apex}) und am basisnahen Septum (RV_{Basis}) des rechten Ventrikels; $HA_{RVpacing}$/HA_{SVT} = Intervall zwischen Erregung des HIS-Bündels und des Vorhofs bei rechtsventrikulärer Stimulation/während Tachykardie

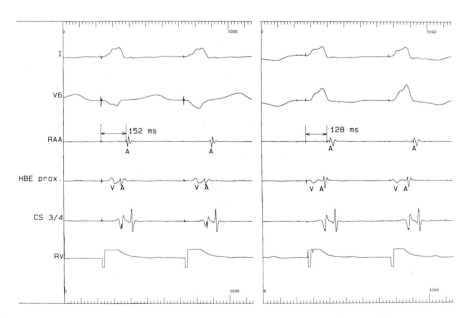

Abb. 9. Links: Bei Stimulation im rechtsventrikulären Apex Intervall vom Stimulus bis zur Vorhoferregung 152 ms. Rechts: Bei Stimulation am rechtsventrikulären, basisnahen Septum Verkürzung des Intervalls auf 128 ms bei septaler, akzessorischer Bahn. CS-Ableitung aus dem Koronarsinus. Abkürzungen s. Abb. 2

Weitere Kriterien zur Differenzierung von oAVRT mit septaler Bahn und typischer AVNRT berücksichtigen das Intervall zwischen Erregung des HIS-Bündel und des Vorhofs während Tachykardie und während ventrikulärer Stimulation, das Auftreten von ventrikulären Fusionsschlägen beim Versetzen oder Überstimulieren (Entrainment) der Tachykardie durch rechtsventrikuläre Extrastimuli und die Änderung der atrialen Aktivierungssequenz beim sog. Para-His Pacing. Wegen der Details muß im Rahmen dieses Beitrages auf die Literatur verwiesen werden (5, 16, 18).

Literatur

1. Akhtar M, Jazayeri MR, Sra J, Blanck Z, Deshpande S, Dhala A (1993) Atrioventricular nodal reentry. Clinical, elektrophysiological, and therapeutic considerations. Circulation 88: 282–295
2. Blanck Z, Dhala A, Deshpande S, Sra J, Jazayeri M, Akhtar M (1994) Differentiation of ventricular from supraventricular tachycardia with aberrancy by electrophysiologic maneuvers. In: Zipes DP (Hrsg) Catheter ablation of arrhythmias. Futura Publishing Company, Armonk, NY, S 61–79
3. Gallagher JJ (1987) Accessory pathway tachycardia: techniques of electrophysiologic study and mechanisms. Circulation 75 (suppl III): III-31–III-36
4. Ganz, LI, Friedman PL (1995) Supraventricular tachycardia. N Engl J Med 332: 162–173
5. Hirao K, Otomo K, Wang X, Beckman KJ, McClelland JH, Widman L, Gonzalez MD, Arruda M, Nakagawa H, Lazzara R, Jackman WM (1996) Para-Hisian Pacing. A new method for differentiating retrograde conduction over an accessory pathway from conduction over the AV node. Circulation 94: 1027–1035
6. Jackman WM, Nakagawa H, Heidbüchel H, Beckman K, McClelland J, Lazzara R (1995) Three forms of atrioventricular nodal (junctional) reentrant tachycardia: differential diagnosis, electrophysiological characteristics, and implications for anatomy of the reentrant circuit. In: Zipes DP, Jalife J (Hrsg) Cardiac electrophysiology. From cell to bedside. WB Saunders Company, Philadelphia, S 620–637
7. Jazayeri MR, Akhtar M (1995) Wide QRS complex tachycardia: Electrophysiological mechanisms and eletrocardiographic features. In: Zipes DP, Jalife J (Hrsg) Cardiac electrophysiology. From cell to bedside. WB Saunders Company, Philadelphia, S 977–989
8. Josephson ME (1993) Supraventricular tachycardias. In: Clinical cardiac electrophysiology: techniques and interpretations. Lea & Febiger, Philadelphia London, S 181–274
9. Josephson ME (1993) Recurrent ventricular tachycardia. In: Clinical cardiac electrophysiology: techniques and interpretations. Lea & Febiger, Philadelphia London, S 417–615
10. Klein GJ, Prystowsky EN (1997) Clinical electrophysiology review. McGraw-Hill, New York, S 1–18
11. Kuck KH (1990) Ätiologie und Klinik supraventrikulärer Tachykardien. In: Griebenow R, Gülker H (Hrsg) Autonomes Nervensystem und Herzrhythmusstörungen. Georg Thieme Verlag, Stuttgart New York, S 152–171
12. Leitch J, Klein GJ, Yee R, Murdock C (1990) Invasive electrophysiologic evaluation of patients with supraventricular tachycardia. Cardiology Clinics 8: 465–477
13. Martinez-Alday JD, Almendral J, Arenal A, Ormaetxe JM, Pastor A, Villacastin JP, Medina O, Peinado R, Delcan JL (1994) Identification of concealed posteroseptal Kent pathways by comparison of ventriculoatrial intervals from apical and posterobasal right ventricular sites. Circulation 89: 1060–1067
14. Miles WM, Yee R, Klein GJ, Zipes DP, Prystowsky EN (1986) The preexcitation index: an aid in determining the mechanism of supraventriculat tachycardia and localizing accessory pathways. Circulation 74: 493–500

15. Miles WM, Klein LS, Rardon DP, Mitrani RD, Zipes DP (1995) Atrioventricular reentry and variants: mechanisms, clinical features, and management. In: Zipes DP, Jalife J (Hrsg) Cardiac electrophysiology. From cell to bedside. WB Saunders Company, Philadelphia, S 638–655

16. Miller JM, Rosenthal ME, Gottlieb CD, Vassallo JA, Josephson ME (1991) Usefulness of the HA interval to accurately distinguish atrioventricular nodal reentry form orthodromic septal bypass tract tachycardias. Am J Cardiol 68: 1037–1044

17. Miller JM (1995) Recognition of ventricular tachycardia. In: Zipes DP, Jalife J (Hrsg) Cardiac electrophysiology. From cell to bedside. WB Saunders Company, Philadelphia, S 990–1008

18. Ormaexte JM, Almendral J, Arenal A, Martinez-Alday JD, Pastor A, Villacastin JP, Delcan JL (1993) Ventricular fusion during resetting and entrainment of orthodromic supraventricular tachycardia involving septal accessory pathways. Circulation 88: 2623–2631

19. Tchou P, Mehdirad AA (1995) Bundle branch reentry ventricular tachycardia. Pace 18: 1427–1437

20. Wellens HJJ, Brugada P (1988) Mechanisms of supraventricular tachycardia. Am J Cardiol 62: 10D–15D

21. Wellens HJJ (1996) The value of the ECG in the diagnosis of supraventricular tachycardias. Eur Heart J 17 (Suppl-C): 10–20

22. Yamashita T, Inoue H, Nozaki A, Kuo T-T, Usui M, Saihara S, Sugimoto T (1991) A new method for estimating preexcitation index without extrastimulus technique and its usefulness in determining the mechanism of supraventricular tachycardia. Am J Cardiol 67: 830–834

Anschrift des Verfassers:
Dr. med. Georg Grossmann
Abteilung Innere Medizin II, Medizinische Klinik und Poliklinik der Universität Ulm
Robert Koch Straße 8
89081 Ulm
Tel.: 07 31 / 5 02-44 34

Möglichkeiten neuer Mappingverfahren mit multipolarem Basket-Mapping, elektromagnetischem Mapping und Noncontact-Mapping

C. Schmitt, M. Karch, B. Zrenner

Deutsches Herzzentrum und I. Med. Klinik, Technische Universität München

Voraussetzung für eine erfolgreiche Katheterablation ist ein exaktes Mapping der zugrundeliegenden Rhythmusstörung. Die bisher verfügbaren konventionellen Mappingtechniken sind nur begrenzt in der Lage, die komplexe Anatomie intrakardialer Strukturen und konsekutive Erregungsabläufe widerzuspiegeln. Die Entwicklung dreidimensionaler Mappingsysteme stellt einen wesentlichen Fortschritt in diese Richtung dar. Gegenwärtig sind folgende Systeme in klinischer Erprobung:

- Multipolares Basket-Mapping
- Elektromagnetisches Mapping
- Noncontact-Mapping.

Die ersten beiden Systeme erfordern, analog zum konventionellen Mapping, einen direkten Kontakt einer Elektrode mit dem Endokard, um intrakardiale Erregungssequenzen analysieren zu können. Demgegenüber ist das Noncontact-Mapping auf einem gänzlich anderen Prinzip aufgebaut: Aufgrund gemessener Spannungsdifferenzen werden über einen speziellen Ballonkatheter ohne direkten Wandkontakt (virtuelle) Elektrogramme rekonstruiert.

Bezüglich des möglichen Einsatzes intrakardialen Ultraschalles in der Elektrophysiologie sei auf die Literatur verwiesen (1, 5–7, 15–17, 25, 27, 30, 35, 36, 42).

Ziel dieser Übersichtsarbeit ist, die grundlegenden Prinzipien dieser neuen Mappingverfahren zu erläutern und bisherige Erfahrungen gegenüberzustellen.

Multipolares Basket-Mapping

Sogenannte Basketkatheter basieren auf einer korbförmigen Anordnung selbstexpandierender Elektrodenringe, die mit Platin-Iridium-Elektroden besetzt sind. Diese Elektroden haben einen Durchmesser von 1 mm und einen Interelektrodenabstand von 3–10 mm, abhängig von der Basketgröße. Die Basket-Ringe bestehen aus Nickel-Titanium und weisen ein hohes Maß an Elastizität auf. Die Basketkatheter werden in Seldinger-Technik über lange Schleusen (11 Fr) eingeführt. Bei Rückzug der Schleuse über den kollabierten Basketkatheter entfalten sich die Basketringe und legen sich dem Endokard zirkulär an. Markierungen einzelner Basketringe erlauben eine räumliche Zuordnung mittels konventioneller links- und rechtsschräger Röntgenprojektionen. Es können unipolare und bipolare Elektrogramme abgeleitet werden.

Basketkatheter wurden erfolgreich in verschiedenen tierexperimentellen Studien zum Mapping atrialer (14) und ventrikulärer Rhythmusstörungen (4, 38) eingesetzt. Jenkins et al. (1) beschrieben einen 25poligen Basketkatheter (Webster Laboratories, Inc.) zum endokardialen Mapping im rechten Vorhof während Sinusrhythmus und atrialer Tachykardien. Die Autoren empfehlen diesen Katheter zum Mapping bei Patienten mit komplexen atrialen Arrhythmien. Eldar et al. (4) berichten über einen 64poligen Basketkatheter (Constellation, EPT) in einer Postinfarktstudie am Schweineherzen zum Mapping und zur Ablation ventrikulärer Tachykardien. Mittels des Basketkatheters konnten präsystolische und mittdiastolische Potentiale aufgezeichnet werden sowie Pace-Mapping (mit concealed entrainment) durchgeführt werden. Die Autoren empfehlen ebenfalls die klinische Anwendung dieses Katheters zum Mapping ventrikulärer Tachykardien.

Der Umfang des klinischen Einsatzes des Basketkatheters ist bislang noch sehr gering. Greensporn et al. (13) beschrieben in einem Fallbericht ein linksventrikuläres Basketmapping mit Ablation einer ventrikulären Tachykardie bei einem Patienten nach Myokardinfarkt. Schalij et al. (38) berichteten kürzlich über Basketmapping bei 20 Patienten mit ventrikulären Tachykardien. Nach Auffassung der Autoren verkürzte diese Technik die Mappingzeit deutlich und damit die Dauer der induzierten Kammertachykardien. Triedman et al. (49) führten ein Basket-Mapping intaatrialer Reentrytachykardien bei operierten kongenitalen Herzvitien durch mit Erstellung dreidimensionaler Aktivationsmaps. Rodriguez et al. (37) glauben in ihrem Fallbericht, Vorteile des Basketmappings zum Nachweis eines bidirektionales Blockes bei Vorhofflattern nach Isthmusablation im Vergleich zum konventionellen Mapping zu finden.

In unserem Zentrum führten wir detaillierte Basketstudien atrialer Tachyarrhythmien durch (64 poliger Basketkatheter, Constellation, EPT) zum Mapping von atrialen Tachykardien, Vorhofflattern und Vorhofflimmern. Wir versuchten eine Validierung dieser Katheter bezüglich des Mappings atrialer Tachykardien durchzuführen mit Überprüfung der anatomischen Lage des Baskets im rechten Vorhof, der Pacingmöglichkeiten und der Stabilität der abgeleiteten Potentiale (41). Die Größe des eingesetzten Basketkatheters wurde aufgrund der zuvor vermessenen echokardiographischen Dimensionen des rechten Vorhofs ausgewählt. Initial führten wir den Basketkatheter ausschließlich über eine Vena femoralis ein. Zur Visualisierung des Wandkontaktes der Basketringe wurde Kontrastmittel im rechten Vorhof und in den Koronarsinus appliziert. Diese Kontrastmittelinjektionen zeigten, daß die Region des rechten Vorhofores, die Isthmusregion und – abhängig davon, wie weit cranial der Basketkatheter positioniert wurde – die Region um die Vena cava superior keinen sicheren Wandkontakt aufwiesen. Unsere jüngste Erfahrung hat gezeigt, daß bei Einführung des Basketkatheters über die rechte Vena jugularis interna Elektrogramme aus der Isthmusregion und der Region um den Koronarsinus wesentlich besser abgeleitet werden können. Wir setzen den Basketkatheter zusammen mit konventionellen quadripolaren Kathetern zur Hisbündelregistrierung oder zusammen mit dekapolaren Kathetern im Koronarsinus ein (zusätzlich zum Ablationskatheter). Wichtig erscheint uns der Hinweis, daß der Basketkatheter immer als erster Katheter eingeführt und als letzter Katheter entfernt werden sollte. Mit diesen Vorsichtsmaßnahmen haben sich in unserem Labor keine Probleme bei der Katheterpositionierung ergeben. Zur Antikoagulation applizieren wir 5000 IE Heparin als Bolus, gefolgt von einer kontinuierlichen

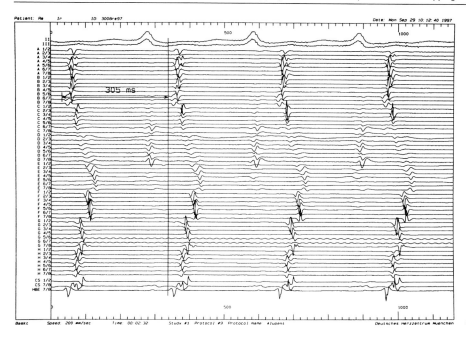

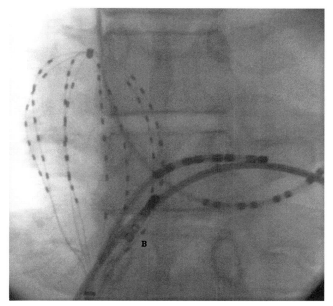

Abb. 1. a Fokale rechtsatriale Tachykardie mit frühestem Erregungsursprung in den Basketpolen B 5/6.
b Gleicher Patient wie in a. Röntgenologische Darstellung des Basketkatheters im rechten Vorhof (LAO), der über die V. femoralis eingeführt wurde. Zusätzlich quadripolare Sonde im rechten Ventrikel (Spitze nicht sichtbar), einer octapolaren Elektrode in der His-Bündel-Region, einer decapolaren Sonde im Koronarsinus (über V. jugularis) sowie Ablationskatheter in Richtung auf Basketring B

Heparingabe mit Erhöhung der ACT (activated clotting time) auf 250–300 s. Thrombusbildungen an den Basketsplines wurden in keinem Fall beobachtet.

Stabile Elektrogramme konnten in 49 ± 2 Elektrodenpaaren (88 ± 4 %) aufgezeichnet werden, ein bipolares Pacing (mit Reizschwellen bis 10 V) war in 36 ± 3 der Bipole (64 ± 5 %) möglich. Es konnten atemunabhängig stabile Elektrogramme registriert werden. In keinem Fall beobachteten wir eine Induktion oder eine Terminierung einer atrialen Tachykardie oder ein Vorhofflattern/-flimmern bei Positionierung des Basketkatheters. Bei insgesamt 150 Fällen waren mit Ausnahme eines ausgedehnten Hämatoms bei einem Patienten nach Jugularispunktion keine Komplikationen aufgetreten. Rechtsatriale Katheterablationen konnten ohne Probleme bei liegendem Basketkatheter durchgeführt werden.

Bei Patienten mit atrialen Tachykardien war es mittels der Aufzeichnungen des Basketkatheters unmittelbar möglich, die früheste atriale Aktivität und die atriale Aktivationssequenz zu analysieren (Abb. 1a und 1b). Komplexe atriale Arrhythmien, beispielsweise multifokale atriale Tachykardien, können anhand der wechselnden Aktivationssequenz unmittelbar erkannt werden. Der Basketkatheter war insbesondere bei nur kurz anhaltenden komplexen Vorhofarrhythmien vorteilhaft. Damit ist es möglich, multiple Foci bei der komplexen atrialen Anatomie des rechten Vorhofs in kurzer Zeit zu dokumentieren. Allerdings sind atriale Tachykardien mit Erregungsursprung in den rechten Pulmonalvenen auch mit Basketmapping nicht selten irreführend, da bei dieser Konstellation die lokalen Elektrogramme im Koronarsinus spät auftreten und die elektrische Aktivität im Bereich des oberen

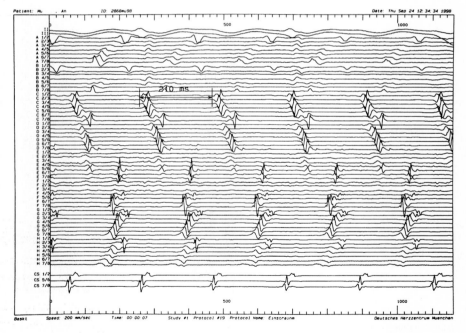

Abb. 2. Typisches Vorhofflattern (im Gegenuhrzeigersinn) aufgezeichnet mit einem 64poligen Basketkatheter im rechten Vorhof. Die elektrische Aktivität dieser Makroreentrant-Tachykardie umspannt den gesamten kardialen Zyklus (im Gegensatz zur fokalen atrialen Tachykardie in Abb. 1a)

posteroseptalen Septums früh auftritt, wie dies bei konventionellem Mapping schon lange bekannt ist. Die Mehrzahl unserer Patienten mit atrialen Tachykardien wiesen einen fokalen Charakter mit radialer Erregungsausbreitung auf (wobei ein umschriebener Mikroreentrykreis nicht ausgeschlossen ist), bei einzelnen Fällen rechtsatrialer Tachykardien vom Makroreentry-Typ konnte elektrische Aktivität über das gesamte diastolische Intervall über die Basketringe mit Zonen langsamer Erregungsausbreitung und intraatrialen Blockierungen dokumentiert werden (41).

Die zirkulär abgeleiteten atrialen Elektrogramme über den gesamten rechten Vorhof mit der Möglichkeit, gleichzeitig von beiden Seiten der Isthmusregion entlang der Trikuspidalklappe und der Vena cava inferior abzuleiten, machen den Basketkatheter zu einem idealen Mappinginstrument bei Patienten mit Vorhofflattern. Der Makroreentry-Typ dieser Rhythmusstörung mit kontinuierlicher atrialer Aktivität unter Einbeziehung multipler atrialer Strukturen konnte bei Vorhofflattern demonstriert werden (Abb. 2). Aus unserer Erfahrung ist Basket-Mapping ein sehr gutes Instrument, um anhand geänderter atrialer Erregungsfronten einen bidirektionalen Block nach Isthmusablation nachzuweisen.

Eine bedeutsame Limitation der gegenwärtig verfügbaren Basketkatheter liegt in der speziellen kardialen Anatomie einzelner Herzhöhlen begründet, die es nicht erlaubt, das gesamte Endokard ausreichend „abzudecken". Wir haben bisher nur vereinzelt Basketkatheter im linken Vorhof transseptal plaziert, es ist aber offensichtlich, daß die wichtigen Regionen um die rechtsseitigen Pulmonalvenen dabei ausgespart bleiben. Davon abgesehen sind unter- oder überdimensionierte Basketkatheter im rechten Vorhof sehr nachteilhaft und beeinträchtigen die Qualität der Ableitungen. Die Ableitung von über 60 simultanen intrakardialen Ableitungen über die Basketringe erfordert spezielle Multikanalaufzeichnungsmöglichkeiten, wie sie bisher nur ausnahmsweise in elektrophysiologischen Labors zur Verfügung stehen. Zudem ist die Interpretation der Aktivierungssequenz solch

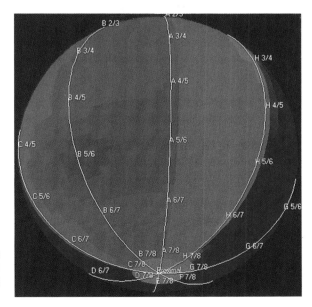

Abb. 3. Animation der elektrischen Potentiale des Patienten in Abb. 1 mit frühestem Erregungsursprung auf dem Basketring B 5/6

einer Fülle von intrakardialen Elektrogrammen ungewohnt und bereitet erfahrungsgemäß anfänglich Schwierigkeiten. Daher haben wir (52) und andere ein farbkodiertes Animationsprogramm zur dreidimensionalen Präsentation der registrierten Erregungssequenzen entwickelt (Abb. 3).

Ein weiteres Problem ist die Steuerung des Ablationskatheters zu den identifizierten Basketelektroden mit der frühesten Aktivierung (als vermeintlicher Zielregion). Aufgrund der dreidimensionalen Struktur des Basketkatheters ist die fluoroskopisch gesteuerte Ablationsführung in den üblichen Standardprojektionen nicht einfach. Das zur Verfügung stehende nichtfluoroskopische Navigationssytem zur Steuerung des Mapping-/Ablationskatheters (51) bedarf weiterer technischer Modifikationen, um eine klinische Anwendung sinnvoll erscheinen zu lassen.

Zusammenfassend sind weitere klinische Studien erforderlich, um klare Indikationen und den Stellenwert des Basketkatheters in der klinischen Elektrophysiologie zu definieren.

Elektromagnetisches Mapping

Vor kurzem ist ein sehr vielversprechendes, nichtfluoroskopisches, elektromagnetisches Mappingsystem (CARTO™, Biosense, Ltd, Israel) entwickelt worden. Das System basiert auf elektromagnetischen Prinzipien zur exakten dreidimensionalen Lokalisierung des Mappings- bzw. Ablationskatheters. Die aufgezeichneten Daten der Katheterposition und der intrakardialen Elektrogramme in verschiedenen Positionen einer Herzkammer erlauben die Konstruktion einer dreidimensionalen Geometrie mit farbkodierter Information über die Aktivationszeiten (10). Vereinfachend dargestellt besteht dieses elektroanatomische Mappingverfahren aus einem Magnetfeldgenerator (der unter dem Untersuchungstisch aufgebaut wird), zwei Kathetern mit Magnetfeldsensoren, einem Referenzkatheter und einer Silicon Graphics Workstation. Der Magnetfeldgenerator erzeugt durch Wechselspannungen verschiedener Frequenzen 3 magnetische Wechselfelder (geringer Intensität mit 0.05–0.2 Gauss). Der Mapping-/Ablationskatheter ist analog zu einem steuerbaren 7 oder 8 Fr Standardablationskatheter aufgebaut mit 4-mm-Spitze und einer proximalen 2-mm-Ringelektrode. In der Katheterspitze, unmittelbar proximal der Ablationselektrode ist ein passiver Sensor integriert. Bei Bewegungen des Katheters innerhalb des Magnetfeldes wird eine meßbare Spannung induziert, die mit Hilfe mathematischer Algorithmen die Position des Sensors in den 3 magnetischen Wechselfeldern bestimmen läßt. Die räumliche und zeitliche Charakteristik der wahrgenommenen Magnetfelder enthält die Information über die Postion bzw. Rotation des distalen Kathetersegmentes (10). Die Exaktheit der Sensorposition konnte mit <1 mm in in-vitro- und in-vivo-Studien bestimmt werden (10).

Von der distalen Katheterspitze können unipolare und bipolare Elektrogramme aufgezeichnet werden und in zeitliche Beziehung gesetzt werden zu einem Referenzsignal. Bei der Analyse des lokalen Mapping- und Referenzsignals muß die lokale Aktivierung exakt bestimmt werden (beispielsweise maximale/minimale Amplitude, maximale/minimale Aufstrichgeschwindigkeit). Die lokalen Aktivierungszeiten sind farbkodiert und werden auf einem rekonstruierten anatomischen Map übertragen mit rot als frühester und violett als spätester Aktivierung (Abb. 4).

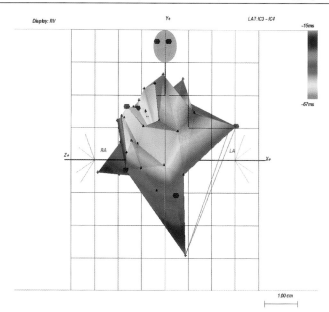

Abb. 4. Elektromagnetisches Mapping einer Tachykardie aus dem rechtsventrikulären Ausflußtrakt (LAO). Die früheste elektrische Aktivität ist in Rot kodiert

Somit erlaubt die sequentielle Aufzeichnung verschiedener Punkte durch endokardiales Abtasten der kardialen Anatomie durch den Ablationskatheter mit Bestimmung der lokalen Aktivierungszeiten die Erstellung eines real-time dreidimensionalen farbkodierten Aktivierungsmaps.

Vor Einbeziehung eines gemappten Punktes in das Aktivationsmap muß die computerisierte Messung visuell überprüft und ggf. manuell korrigiert werden. Die Katheterspitze wird kontinuierlich auf einem Bildschirm angezeigt, so daß innerhalb gewählter „Eckpunkte" der Katheter nichtfluoroskopisch manövriert werden kann. Zusätzlich zum Mappingkatheter ist ein zweiter Katheter (Referenzkatheter, meistens von außen auf dem Rücken des Patienten angebracht) mit einem Magnetsensor ausgestattet. Die Funktion dieses Katheters ist, geringfügige Schwankungen der Katheterposition bedingt durch Atmung oder Bewegungen des Patienten zu erkennen und entsprechende Artefakte zu vermeiden.

Bisher sind elektromagnetische Mappingsysteme sowohl in tierexperimentellen Studien als auch in klinischen Untersuchungen zur Evaluierung von Rhythmusstörungen (2, 3, 8, 23, 24, 26, 29, 31–34, 43–47), der kardialen Repolarisation (11), der kardialen Hämodynamik, der Vitalitätsdiagnostik (9, 20, 22) und zur Steuerung der perkutanen Laserrevaskularisation (21) eingesetzt worden. Die Mehrzahl der Studien erfolgte an relativ kleinen Patientenpopulationen mit überwiegend illustrativem Charakter. Sphun et al. (45) überprüften die Genauigkeit des nichtfluoroskopischen Mappings und des Navigationssytems bei der Abgabe von Radiofrequenzenergie im rechten Vorhof des Schweineherzens. Die Charakteristika der Ablationsläsionen wie die Distanz der einzelnen Ablationspunkte, die Lokalisation, Länge und Kontinuität der nichtfluoroskopischen Läsionen korrelierte eng mit den Autopsiebefunden. Die Möglichkeit, Ablationspunkte im Map zu markieren, erleichtert die Ablationsprozedur. In einer klinischen Pilotstudie setzten Smeets et al. (46) das System bei 15 Patienten mit verschiedenen supraventrikulären und ventrikulären Arrhythmien ein. Shah et al. (44) sowie Nakagawa et al. (32) untersuchten typisches Vorhofflattern mittels elektromagnetischen Mappings mit dreidimensionaler Darstellung der Erregungsfronten. Dies ermöglichte es den Autoren verschiedene Aspekte dieser Rhythmusstörungen zu demonstrieren, die bisher durch konventionelles Mapping nicht dokumentiert worden waren. Drei verschiedene Gruppen von Untersuchern berichteten ihre initialen Erfahrungen mit elektromagnetischem Mapping von atrialen Tachykardien (23, 29, 33). In der größten Patientengruppe von 24 Patienten berichtet Natale (33), ebenso wie die anderen beiden Arbeitsgruppen, über eine hohe Rate erfolgreicher Katheterablationen. Leonelli et al. (26) führten ein CARTO-Mapping und eine erfolgreiche Modifikation des Sinusknotens bei 2 Patienten mit inadäquaten Sinustachykardien durch. Studien zum elektromagnetischen Mapping von akzessorischen Leitungsbahnen (50), AV-Knoten-Tachykardien (2), rechts- und linksventrikulären Ausflußtrakttachykardien (31) folgten. Schwartzman und Kuck (43) sowie Kuck et al. (24) zeigten in ihren Studien die Möglichkeit auf, elektromagnetisches Mapping zur Führung linearer Ablationsläsionen beim Versuch der Katheterablation von Vorhofflimmern einzusetzen.

Folgende Limitationen sind, zumindest der gegenwärtigen Version des CARTO-Systems, dem elektromagnetischen Mapping zu eigen. Eine Hauptlimitation ist die sequentiale Mappingtechnik. Die Notwendigkeit, von einer relativ großen Anzahl unterschiedlicher endokardialer Lokalisationen Informationen zu akquirieren, ist zeitaufwendig. Die Genauigkeit der dreidimensionalen Rekonstruktion ist abhängig von der Anzahl der Katheterpositionen. Wichtiger und bei Nichtbeachtung irreführend sind inkomplette Maps mit Rekonstruktion unvollständiger kardialer Geometrie und erfolgloser Ablationsversuche durch Nichterfassung der relevanten kardialen Erregungssequenzen. Durch die sequentielle Natur der Datenerfassung sind obligate Voraussetzungen für ein erfolgreiches elektromagnetisches Mapping eine stabile monomorphe Tachykardie mit identischer zeitlicher und morphologischer Charakteristik im Referenzkanal. Weiter sind Artefakte durch Patientenbewegungen auch durch die anatomische Referenzelektrode nicht völlig behoben, schlimmstenfalls muß ein Map bei Lageveränderungen neu erstellt werden.

Aufgrund unserer Erfahrungen bei annähernd 50 untersuchten Patienten sehen wir die Stärke des Systems in dem exakten Navigationssytem, das es erlaubt, jederzeit, auch ohne Röntgenkontrolle, eine identische Katheterposition wieder zu erreichen. Zur Kontrolle der Katheterposition bei Abgabe von Radiofrequenzstrom ist keine Fluoroskopie erforderlich; dies erspart dem Patienten (und dem Untersucher) Strahlenbelastung. Zudem ist nach anfänglicher Überwindung schon beim Mapping durch die nichtfluoroskopische Navigation eine deutliche Reduktion der Röntgendurchleuchtung möglich. Nach Bestimmung der anatomischen Grenzen einer Herzhöhle mit nur wenigen Ableitpunkten ist (in gewissen Grenzen) eine Bewegung des Katheters innerhalb des Magnetfeldes gefahrlos möglich. Bei uns hat sich der Einsatz des Systems, insbesondere zur Ablation linksatrialer Tachykardien (Abb. 4), rechtsventrikulärer Ausflußtrakttachykardien (Abb. 5) und stabiler linksventrikulärer Kammertachykardien bewährt.

Die Darstellung der linksatrialen Anatomie mit Einmündung der Pulmonalvenen oder die Darstellung des Mitralklappenringes ist in einzigartiger Weise möglich. Auch die kardiale Anatomie des rechten Vorhofes mit Einmündung des

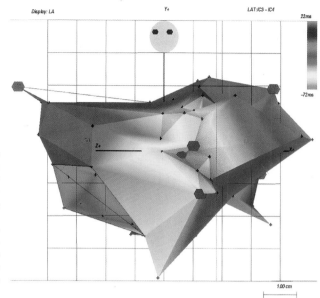

Abb. 5. Elektromagnetisches Mapping einer linksatrialen Tachykardie (LAO). Die früheste elektrische Aktivität (rot) fand sich septumnahe oberhalb des Mitralklappenannulus. Die roten Sechsecke kennzeichnen Ablationspunkte, die grauen Sechsecke die Abgänge der Pulmonalvenen (die rechte untere Pulmonalvene ist nicht markiert)

Koronarsinus und der unteren Hohlvene oder die Lokalisation des Triskuspidalklappenringes ist sehr gut möglich und führt in einigen Zentren zur routinemäßigen Anwendung des Systems zur Katheterablation von Vorhofflattern. Auch nach Sistieren der Tachykardie oder nach Dislokation von einer erfolgreichen Katheterposition kann sicher die ursprüngliche Katheterposition erneut angesteuert werden zur Applikation weiterer Radiofrequenzstromabgaben bzw. zur Durchführung linearer Läsionen. Nicht sinnvoll erscheint uns die Anwendung des Systems bei der Durchführung von AV-Knotenmodulationen oder zur Ablation akzessorischer Leitungsbahnen.

Weitere Applikationen des Systems, wie oben aufgeführt, sind nicht Gegenstand dieser Darstellung, versprechen aber eine weitergehende Anwendung des Systems in der interventionellen Kardiologie. Es scheint, daß sich das elektromagnetische Mapping bereits einen festen Platz im Arsenal elektrophysiologischer Instrumente erobert hat.

Noncontact-Mapping

Eine neue Technik einer indirekten Mappingmethode ist das sog. Noncontact-Mapping, das erstmals durch Taccardi (48) beschrieben wurde. Ein Multielektrodenkatheter erfaßt räumlich ohne direkten Wandkontakt Fernpotentiale aus verschiedenen Richtungen. Ein computergestütztes Aufzeichnungssystem ermittelt die Spannungswerte kardialer Signale und ermöglicht mit Hilfe komplexer mathematischer Algorithmen (Gleichung nach La Place für inverse Probleme, boundary element method) das Abgreifen sog. virtueller Elektrogramme. Diese Approximationsmethode stellt die endokardiale Aktivierung als Isopotential-Map dar. In 2

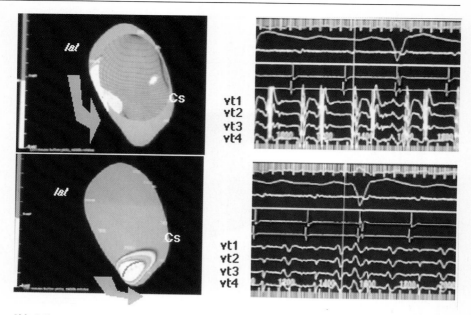

Abb. 6. Noncontact-Mapping von Vorhofflattern. Cs = Koronarsinus, lat = lateral. Obere Bildhälfte: Darstellung der Aktivierungsfront entlang der Lateralwand des rechten Vorhofes (weißes Areal) mit Registrierung von Doppelpotentialen in den virtuellen (vt) Elektrogrammen. Untere Bildhälfte: Darstellung der Erregungsfront in der Isthmusregion mit niedrigamplitudigen Signalen in dieser Region

kürzlich publizierten tierexperimentellen Studien konnten Liu et al. (28) und Khoury et al. (19) zeigen, daß das Noncontact-Mapping-System in der Lage ist, unipolare Elektrogramme aus dem Hundeherzen zu rekonstruieren. Nichtuniforme Erregungsausbreitungen (beispielsweise Regionen mit langsamer Erregungsleitung) und der Usprungsort ektoper Erregungen und geänderter Erregungssequenz konnten mit ausreichender Genauigkeit demonstriert werden.

Kürzlich ist eine Version eines Noncontact-Systems zur klinischen Anwendung freigegeben worden (Ensite 3000, Endocardial Solutions Inc., St. Paul, Mn, USA). Eine detaillierte technische Beschreibung findet sich in einer Arbeit von Schilling et al. (40). Die Basiselemente des Systems sind eine „Noncontact"-Multielektrode, eine Verstärkereinheit und eine Silicon Graphics Workstation. Das System rekonstruiert gleichzeitig mehr als 3000 Elektrogramme und ist in der Lage, mit 32 Kanälen ein konventionelles 12-Kanal-EKG sowie eine entsprechende Anzahl intrakardialer Signale darzustellen. Gleichzeitig wird eine dreidimensionale graphische Demonstration der virtuellen Geometrie einer Herzkammer mit einem Isopotential-Map erstellt. Die früheste Depolarisation (negative Spannung) wird bei diesem System in weiß dargestellt (Abb 6 und 7). Der Multielektrodenkatheter mit einem Geflecht von 64 isolierten feinen Drähten (0,003 in-Diameter) umfaßt einen 7,6 ml Ballon am Ende eines 9-Fr-Pigtail-Katheters. Unipolare Signale dieses Multielektrodenkatheters werden registriert unter Einbeziehung einer proximalen Referenz-Ringelektrode am Katheterschaft. Nach Positionierung wird der Ballon durch eine Injektion von 8–10 ml einer Mischung von Kontrastmittel- und Koch-

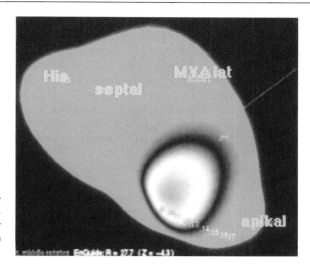

Abb. 7. Noncontact-Mapping einer ventrikulären Tachykardie. Die früheste Erregung (weiß) findet sich in der septal-apikalen Region des linken Ventrikels

salzlösung entfaltet. Das System kann einen Mappingkatheter (oder andere Elektrodensonden) über ein ausgesendetes 5,68-kHz-Signal orten. Dieses Lokalisationssignal dient zur Erstellung der dreidimensionalen Geometrie (virtuelles Endokard) und zur Visualisierung der Position des Mappingkatheters in Bezug zur dargestellten Geometrie. Das System rekonstruiert gleichzeitig bis zu 3360 Elektrogramme über ein computer-generiertes Modell einer Herzkammer, in der der Multielektrodenkatheter eingeführt wurde.

Die Anzahl der publizierten Daten über den Einsatz des Noncontact-Mappings in klinisch elektrophysiologischen Untersuchungen ist bis jetzt sehr gering. Schilling et al. verglichen Kontakt-Elektrogramme, die über konventionelle Ablationskatheter im linken Ventrikel abgeleitet wurden, mit Nichtkontakt-Elektrogrammen, die mittels dieses Systems rekonstruiert wurden. Die Autoren kamen zu der Schlußfolgerung, daß bis zu einem Abstand von 34 mm vom Ballon zum Endokard eine exakte Rekonstruktion unipolarer Elektrogramme gewährleistet ist (40). Dieselben Autoren fanden die Anwendung des Systems mit der Technik des Noncontact-Mappings geeignet zum Mapping ventrikulärer Tachykardien (39).

Wir setzten die aktuelle Version des Systems der Noncontact-Mapping-Technologie bisher bei 20 Patienten mit supraventrikulären und ventrikulären Tachykardien ein. Zur Vermeidung von Appositionsthromben ist, insbesondere bei Einsatz des Systems im linken Ventrikel, eine intensive Antikoagulation mit Heparin obligat (ACT 300–350 s). Auch beim Vorschieben des relativ starren Katheters entlang des Aortenbogens ist Vorsicht geboten, um nicht wandständige Plaques abzuscheren. Wir führen daher transösophageale Echountersuchungen mit Beurteilung des Aortenbogens vor einer geplanten Untersuchung im linken Ventrikel durch. Beispiele unserer Untersuchungen finden sich in den Abb. 6 und 7. Nach unseren vorläufigen Erfahrungen sind bei Makroreentry-Mechanismen, wie dem Vorhofflattern, die durch multipolare Mappingkatheter aufgezeichneten Aktivierungssequenzen nicht in vollem Umfang reproduzierbar. Dies gilt zumindest für die Analyse der Aktivierungsfronten von Vorhofflattern, wenn man die gleichzeitige Auswertung unipolarer wandständiger Ableitung von Basketelektroden (an identischer Position) zugrundelegt. Inwieweit mit diesem System ein „Gap" nach erfolgloser Vorhofflatterablation erkannt werden kann, ist bisher unklar.

Geeignet scheint das System zur Lokalisierung des Ursprungs atrialer und ventrikulärer Tachykardien, die einem fokalen oder Mikroreentry-Mechanismus unterliegen. Im Gegensatz zu sequentiellen Systemen, wie etwa dem elektromagnetischen Carto Mapping, reicht theoretisch hierzu die Aufzeichnung eines einzelnen Schlages, was auch die Analyse schneller, instabiler Arrhythmien ermöglicht. Durch die Dokumentation der frühesten intrakavitären Aktivierung und Darstellung der Position der Mappingelektrode im virtuellen Modell ist die Ablation während Sinusrhythmus dann möglich.

Für die klinische Routine wird der Stellenwert dieser eigentlich sehr attraktiven Methode erst im Rahmen weiterer technischer Verbesserungen und entsprechender Studien noch ersichtlich werden.

Literatur

1. Chu E, Kalman JM, Kwasman MA et al. (1994) Intracardiac echocardiography during radiofrequency catheter ablation of cardiac arrhythmias in humans. J Am Coll Cardiol 24: 1351–1357
2. Cooke PA, Wilber DJ (1998) Radiofrequency catheter ablation of atrioventricular nodal reentry tachycardia utilizing nonfluoroscopic electroanatomical mapping. PACE 21: 1802–1809
3. Dorostkar PC, Cheng J, Scheinman MM (1998) Electroanatomical mapping and ablation of the substrate supporting intraatrial reentrant tachycardia after palliation for complex congenital heart disease. PACE 21: 1810–1819
4. Eldar M, Ohad DG, Goldberger JJ et al. (1997) Transcutaneous multielectrode basket catheter for endocardial mapping and ablation of ventricular tachycardia in the pig. Circulation 96: 2430–2437
5. Epstein LM, Mitchell MA, Smith TW et al. (1998) Comparative study of fluoroscopy and intracardiac echocardiographic guidance for the creation of linear atrial lesions. Circulation 98: 1796–1801
6. Epstein LM, Smith T, TenHoff H (1998) Nonfluoroscopic transseptal catheterization: safety and efficacy of intracardiac echocardiographic guidance. J Cardiovasc Electrophysiol 9: 625–630
7. Fisher WG, Pelini MA, Bacon ME (1997) Adjunctive intracardiac echocardiography to guide slow pathway ablation in human atrioventricular nodal reentrant tachycardia: anatomic insights. Circulation 96: 3021–3029
8. Gepstein L, Evans SJ (1998) Electroanatomical mapping of the heart: basic concepts and implications for the treatment of cardiac arrhythmias. PACE 21: 1268–1278
9. Gepstein L, Goldin A, Lessick J et al. (1998) Electromechanical characterization of chronic myocardial infarction in the canine coronary occlusion model. Circulation 98: 2055–2064
10. Gepstein L, Hayam G, Ben-Haim SA (1997) A novel method for nonfluoroscopic catheter-based electroanatomical mapping of the heart. In vitro and in vivo accuracy results. Circulation 95: 1611–1622
11. Gepstein L, Hayam G, Ben-Haim SA (1997) Activation repolarization coupling in the normal swine endocardium. Circulation 96: 4036–4042
12. Gepstein L, Hayam G, Shpun S et al. (1997) Hemodynamic evaluation of the heart with a nonfluoroscopic electromechanical mapping technique. Circulation 96: 3672–3680
13. Greenspon AJ, Hsu SS, Datorre S (1997) Successful radiofrequency catheter ablation of sustained ventricular tachycardia postmyocardial infarction in man guided by a multi-electrode "basket" catheter. J Cardiovasc Electrophysiol 8: 565–570

14. Jenkins KJ, Walsh EP, Colan SD et al. (1993) Multipolar endocardial mapping of the right atrium during cardiac catheterization: description of a new technique. J Am Coll Cardiol 22: 1105–1110

15. Kalman JM, Lee RJ, Fisher WG et al. (1995) Radiofrequency catheter modification of sinus pacemaker function guided by intracardiac echocardiography. Circulation 92: 3070–3081

16. Kalman JM, Olgin JE, Karch MR et al. (1997) Use of intracardiac echocardiography in interventional electrophysiology. PACE 20: 2248–2262

17. Kalman JM, Olgin JE, Karch MR et al. (1998) "Cristal tachycardias": origin of right atrial tachycardias from the crista terminalis identified by intracardiac echocardiography. J Am Coll Cardiol 31: 451–459

18. Khoury DS, Berrier KL, Badruddin SM et al. (1998) Three-dimensional electrophysiological imaging of the intact canine left ventricle using a noncontact multielectrode cavitary probe: study of sinus, paced, and spontaneous premature beats. Circulation 97: 399–409

19. Khoury DS, Taccardi B, Lux RL et al. (1995) Reconstruction of endocardial potentials and activation sequences from intracavitary probe measurements. Localization of pacing sites and effects of myocardial structure. Circulation 91: 845–863

20. Kornowski R, Hong MK, Gepstein L et al. (1998) Preliminary animal and clinical experiences using an electromechanical endocardial mapping procedure to distinguish infarcted from healthy myocardium. Circulation 98: 1116–1124

21. Kornowski R, Hong MK, Haudenschild CC et al. (1998) Feasibility and safety of percutaneous laser revascularization using the Biosense system in porcine hearts. Coron Artery Dis 9: 535–540

22. Kornowski R, Hong MK, Leon MB (1998) Comparison between left ventricular electromechanical mapping and radionuclide perfusion imaging for detection of myocardial viability. Circulation 98: 1837–1841

23. Kottkamp H, Hindricks G, Breithardt G et al. (1997) Three-dimensional electromagnetic catheter technology: electroanatomical mapping of the right atrium and ablation of ectopic atrial tachycardia. J Cardiovasc Electrophysiol 8: 1332–1337

24. Kuck KH, Ernst S, Cappato R et al. (1998) Nonfluoroscopic endocardial catheter mapping of atrial fibrillation. J Cardiovasc Electrophysiol 9: (Suppl) S57–S62

25. Lee RJ, Kalman JM, Fitzpatrick AP et al. (1995) Radiofrequency catheter modification of the sinus node for "inappropriate" sinus tachycardia. Circulation 92: 2919–2928

26. Leonelli F, Richey M, Beheiry S et al. (1998) Tridimensional mapping: guided modification of the sinus node. J Cardiovasc Electrophysiol 9: 1214–1217

27. Lesh MD, Kalman JM, Karch MR (1998) Use of intracardiac echocardiography during electrophysiologic evaluation and therapy of atrial arrhythmias. J Cardiovasc Electrophysiol 9: (Suppl) S40–S47

28. Liu ZW, Jia P, Ershler PR et al. (1997) Noncontact endocardial mapping: reconstruction of electrograms and isochrones from intracavitary probe potentials. J Cardiovasc Electrophysiol 8: 415–431

29. Marchlinski F, Callans D, Gottlieb C et al. (1998) Magnetic electroanatomical mapping for ablation of focal atrial tachycardias. PACE 21: 1621–1635

30. Mitchel JF, Gillam LD, Sanzobrino BW et al. (1995) Intracardiac ultrasound imaging during transseptal catheterization. Chest 108: 104–108

31. Nademanee K, Kosar EM (1998) A nonfluoroscopic catheter-based mapping technique to ablate focal ventricular tachycardia. PACE 21: 1442–1447

32. Nakagawa H, Jackman WM (1998) Use of a three-dimensional, nonfluoroscopic mapping system for catheter ablation of typical atrial flutter. PACE 21: 1279–1286

33. Natale A, Breeding L, Tomassoni G et al. (1998) Ablation of right and left ectopic atrial tachycardias using a three-dimensional nonfluoroscopic mapping system. Am J Cardiol 82: 989–992

34. Nimmermann P, Hoffmann E, Reithmann C et al. (1998) Electro-anatomic mapping of the sinoatrial activation: initial experiences with the new CARTO mapping system. Z Kardiol 87: 227–232

35. Olgin JE, Kalman JM, Chin M et al. (1997) Electrophysiological effects of long, linear atrial lesions placed under intracardiac ultrasound guidance. Circulation 96: 2715–2721

36. Ren JF, Schwartzman D, Callans D et al. (1998) Imaging technique and clinical utility for electrophysiologic procedures of lower frequency (9 MHz) intracardiac echocardiography. Am J Cardiol 82: 1557–1560, A8

37. Rodriguez E, Man DC, Coyne RF et al. (1998) Type I atrial flutter ablation guided by a basket catheter. J Cardiovasc Electrophysiol 9: 761–766

38. Schalij MJ, van Rugge FP, Siezenga M et al. (1998) Endocardial activation mapping of ventricular tachycardia in patients: first application of a 32-site bipolar mapping electrode catheter. Circulation 98: 2168–2179

39. Schilling RJ, Davies DW, Peters NS (1998) Characteristics of sinus rhythm electrograms at sites of ablation of ventricular tachycardia relative to all other sites: a noncontact mapping study of the entire left ventricle. J Cardiovasc Electrophysiol 9: 921–933

40. Schilling RJ, Peters NS, Davies DW (1998) Simultaneous endocardial mapping in the human left ventricle using a noncontact catheter: comparison of contact and reconstructed electrograms during sinus rhythm. Circulation 98: 887–898

41. Schmitt C, Zrenner B, Schneider M et al. (1999) Clinical experience with a novel multielectrode basket catheter in right atrial tachycardias. Circulation (In Press)

42. Schneider MAE, Weyerbrock S, Zrenner B et al. (1997) Improved 2-D and 3-D intracardiac echocardiography in electrophysiological mapping studies: first experience with a new 9-F Mhz ultrasound catheter. Circulation 96: I-586 (abstract)

43. Schwartzman D, Kuck KH (1998) Anatomy-guided linear atrial lesions for radiofrequency catheter ablation of atrial fibrillation. PACE 21: 1959–1978

44. Shah DC, Jais P, Haissaguerre M et al. (1997) Three-dimensional mapping of the common atrial flutter circuit in the right atrium. Circulation 96: 3904–3912

45. Shpun S, Gepstein L, Hayam G et al. (1997) Guidance of radiofrequency endocardial ablation with real-time three-dimensional magnetic navigation system. Circulation 96: 2016–2021

46. Smeets JL, Ben-Haim SA, Rodriguez LM et al. (1998) New method for nonfluoroscopic endocardial mapping in humans: accuracy assessment and first clinical results. Circulation 97: 2426–2432

47. Stevenson WG, Delacretaz E, Friedman PL et al. (1998) Identification and ablation of macroreentrant ventricular tachycardia with the CARTO electroanatomical mapping system. PACE 21: 1448–1456

48. Taccardi B, Arisi G, Macchi E et al. (1987) A new intracavitary probe for detecting the site of origin of ectopic ventricular beats during one cardiac cycle. Circulation 75: 272–281

49. Triedman JK, Jenkins KJ, Colan SD et al. (1997) Intra-atrial reentrant tachycardia after palliation of congenital heart disease: characterization of multiple macroreentrant circuits using fluoroscopically based three-dimensional endocardial mapping. J Cardiovasc Electrophysiol 8: 259–270

50. Worley SJ (1998) Use of a real-time three-dimensional magnetic navigation system for radiofrequency ablation of accessory pathways. PACE 21: 1636–1645

51. Zrenner B, Panescu D, Karch M, Ndrepepa G, Schneider M, Weyerbrock S, Schmitt C (1998) Initial experience with a novel multielectrode simultaneous mapping and ablation navigation system in right atrial tachycardias. Circulation 98: I-282 (abstract)

52. Zrenner B, Schneider MAE, Schreieck J et al. (1997) Computer animation of atrial tachyarrhythmias recorded with a 64 polar basket catheter. Circulation 96: I-636 (abstract)

Für die Verfasser:
PD Dr. C. Schmitt
Deutsches Herzzentrum München
Lazarettstr. 36
80636 München
Fax: +49-89-1218-4593
Tel.: +49-89-1218-4579
e-mail schmitt@dhm.mhn.de